Tout sur la thérapie des fleurs de Bach
et les Nouvelles Thérapies avec les fleurs de Bach
d'après Dietmar Krämer

HAGEN HEIMANN

Tout sur la thérapie des fleurs de Bach

et les

Nouvelles Thérapies avec les fleurs de Bach d'après Dietmar Krämer

Traduit de l'allemand par Silke Patel

> **Remarque**
> Les traitements présentés dans ce livre ne remplacent en aucun cas un médecin ou un thérapeute. Avant toute tentative d'auto-traitement d'une maladie, un diagnostic devra être établi au préalable. Pour les maladies graves ou les problèmes psychologiques graves il faudra toujours faire appel à un thérapeute qualifié.

Première parution 2006
Copyright © 2006 Hagen Heimann
G. Reichel Verlag, Reifenberg 85, 91365 Weilersbach, Allemagne
Tous droits réservés

Première parution française 2014
Copyright © 2014 Hagen Heimann
Tous droits réservés
Couverture (Image utilisée de © malwa – Fotolia.com), Typographie et mise en page : ASKU-MEDIA Sven Uftring, Bad Nauheim, Allemagne
Edition : Books on Demand BoD
12/14 rond-point des Champs Elysées
75008 Paris
Imprimé par BoD – Books on Demand, Norderstedt, Allemagne
ISBN : 9782322037346
Dépôt légal : août 2014

Internet : www.hagen-heimann.de

Table des matières

Préface	12
Introduction	13
L'héritage médical du Dr. Edward Bach	13
Le développement des Nouvelles Thérapies des Fleurs de Bach	16

CHAPITRE 1: Bases

1. **L'approche thérapeutique de Bach**	19
2. **Les archétypes de Bach**	20
a) Brèves caractéristiques des fleurs de Bach	21
3. **Les bases des nouvelles thérapies**	27
4. **Les relations entre les fleurs de Bach**	29
a) Les fleurs extérieures	30
Star of Bethlehem, Gorse, Walnut, Elm, Aspen ..	30
b) Les fleurs intérieures	31
c) Descriptif bref des rails des fleurs de Bach	34
Agrimony – Vervain – Sweet Chestnut	34
Centaury – Holly – Pine	35
Cerato – Vine – Wild Oat	36
Chicory – Red Chestnut – Honeysuckle	37
Clematis – Impatiens – Mustard	39
Gentian – Willow – Wild Rose	40
Impatiens – Olive – Oak	41
Mimulus – Heather – Mustard	43
Rock Rose – Agrimony – Cherry Plum	44
Scleranthus – Rock Water – Crab Apple	45
Vervain – Hornbeam – White Chestnut	47
Water Violet – Chestnut Bud – Beech	48
d) La fleur de base – Larch	50
e) Le fonctionnement des rails – L'effet de rail	50

5. Les zones cutanées des fleurs de Bach 53
6. Compléments aux fleurs de Bach 56
   a) Huiles essentielles 57
   b) Pierres précieuses 59
7. Les niveaux thérapeutiques 61
   a) Le niveau corporel – Le corps physique 61
   b) Le niveau énergétique – Le corps éthérique 63
   c) Le niveau émotionnel – Le corps astral 65
   d) Le niveau mental – Le corps mental 67
8. Conséquences thérapeutiques 69

CHAPITRE 2: Diagnostic
1. L'anamnèse 75
   a) Déroulement de l'entretien 76
   b) Technique d'entretien 77
   c) Utilisation de la fiche d'évaluation 84
2. Méthodes de diagnostic complémentaires 86
   a) Méthodes de diagnostic concernant les rails 87
      L'horloge circadienne 88
      Le test de couleurs des fleurs de Bach 90
   b) Méthodes de diagnostic archétypales 91
      Le toucher de l'aura 91
      Recherche des compléments thérapeutiques
      nécessaires 96
3. Autres tentatives de diagnostic 98
4. Les limites de l'autodiagnostic 99

CHAPITRE 3: Modes d'utilisation
1. Utilisation des fleurs 103
   a) Prise interne 103
      Méthode du verre d'eau 103
      Flacon compte-gouttes 104

      Nombre de fleurs dans un mélange 104
      Réutilisation du flacon compte-gouttes 106
      L'alcool dans le flacon compte-gouttes 107
      La soi-disant « concentration » 108
      Dosage pour enfants et nourrissons 108
  b) Utilisation externe des fleurs de Bach 110
    Compresses de fleurs de Bach 111
    Crème aux fleurs de Bach 111
    Limites de l'utilisation des fleurs de Bach
    en externe 112
  c) Utilisations alternatives 113
**2. Utilisation des huiles essentielles
pour les nouvelles thérapies** 114
**3. Utilisation des pierres précieuses
pour les nouvelles thérapies** 118
  Utilisation la nuit 120
  Nettoyage des pierres précieuses 120
**4. Utilisation des couleurs et sons
pour les nouvelles thérapies** 122

CHAPITRE 4 : La Thérapie
1. Thérapie des problèmes aigus 127
2. Thérapie des problèmes chroniques 130
  a) Préparation des mélanges à l'aide de la fiche
    d'évaluation 130
    Préparation du premier mélange 132
  b) Rendez-vous de contrôle 133
  c) L'importance de la documentation pour le suivi . 134
  d) Le deuxième mélange 137
  e) Les mélanges suivants 138
  f) Limites du mélange de fleurs de Bach 140

3. Réactions 141
   a) Amélioration de l'état émotionnel négatif 142
   b) Etat émotionnel négatif inchangé 142
   c) Aggravation de l'état émotionnel négatif 143
4. Formes particulières 147
   a) Thérapie avec des rails entiers 147
   b) Mélanges pré-préparés 150
   c) Le remède d'urgence – Rescue Remedy 151
   d) Traitement des blessures 153
   e) La crème pour cicatrices 154
5. Compléments thérapeutiques sans utilité 157
   a) La « méthode des quatre flacons » 157
   b) Les affirmations 158
   c) La méditation des fleurs de Bach 159
   d) Thérapie des fleurs de Bach et homéopathie 159

CHAPITRE 5: **Ethique dans la thérapie**
1. Le libre arbitre 161

CHAPITRE 6: **Une nouvelle vision**
1. Les relais 165
   a) Le système des méridiens 166
   b) Le système des lignes lunaires 172
2. L'histoire de la découverte des relais-R 177
   a) Différences entre le système des méridiens
      et le système des relais-R 180
   b) Le Relai-R1 182
   c) Le Relai-R2 188
   d) Le Relai-R3 192
   e) L'interaction des systèmes subtiles
      de commutation 197

3. Les « Qualitäten » 200
4. Les fondements spirituels des fleurs de Bach 202
5. Quintessence 203

Annexe
Remerciements 205
Remarques 206
Index alphabétique des fleurs de Bach 208
La classification des fleurs selon Dr. Bach 209
Tableau chronologique des fleurs de Bach 210
Fabrication des essences florales de Bach 211
Tampon d'ordonnance des fleurs de Bach
pour la pharmacie 213
Fiche d'évaluation selon Dietmar Krämer 214
Bibliographie 215
Software 216
Internet 216
Approvisionnement 217
Séminaires 218

Pour Papa

Préface

Ne pensez pas un seul instant que l'on vous éloigne de l'œuvre de Hahnemann – au contraire: Il a montré les grandes lois fondamentales, les bases. Mais il n'avait qu'une vie. Aurait-il pu poursuivre et développer son œuvre qu'il aurait sans doute pris cette direction. Nous ne faisons que poursuivre son œuvre, un tant soit peu, pour la conduire à son niveau naturel suivant.

Dr. Edward Bach, Vous souffrez de vous-mêmes[1]

Introduction

L'héritage médical du Dr. Edward Bach

Edward Bach est né le 24 septembre 1886 à Moseley près de Birmingham/Angleterre. A l'âge de 20 ans, il commence ses études de médecine et réussit plusieurs examens complémentaires après l'obtention de son diplôme en 1912.

Après ses études, Bach dirige occasionnellement les urgences de la clinique universitaire de Londres et, après quelque mois seulement, il se voit offrir un poste de chirurgien.

Afin de trouver de nouvelles approches thérapeutiques pour les personnes atteintes de maladies chroniques, il s'intéresse à l'immunologie. Plus tard, il occupe un poste d'assistant à l'institut bactériologique de la clinique universitaire de Londres et c'est ici qu'il va rechercher, pendant quatre ans, les liens entre le changement pathologique de la flore intestinale et les maladies chroniques.

Des sept souches bactériennes qu'il a pu isoler, il réussit à développer des vaccins. Avec ces vaccins, il a obtenu des résultats de guérison positifs pour des maladies jusque là incurables.

De 1919 à 1922, il travaille dans un hôpital homéopathique en tant que bactériologue et pathologiste.

Pendant ce temps, il étudie intensivement l'homéopathie et découvre des similitudes avec son travail.

Après plus de huit années d'utilisation et de pratique, il prépare ses vaccins selon les procédés homéopathiques : en nosodes. Sur la même période, il étudie avec attention la personnalité de ses patients. Il réussit ainsi à attribuer ses nosodes en fonction du type de personnalité et il est alors devenu possible de prescrire les médicaments nécessaires en se basant uniquement sur l'observation des patients ; alors que jusque là des analyses compliquées en laboratoire étaient nécessaires.

Il obtient de tels résultats de guérison avec ces nouveaux remèdes que ses collègues lui vouent une grande reconnaissance et l'appellent «le deuxième Hahnemann». Néanmoins, Bach reste modeste car après 14 ans de recherche sur les souches bactériennes, il réalise qu'avec les remèdes issus de ces souches, il ne peut guérir que les maladies que Hahnemann avait résumées sous le type «psore». Il est aussi insatisfait du fait que les remèdes soient obtenus à partir d'agents pathologiques.

Il se met alors à la recherche de nouvelles plantes thérapeutiques qui pourraient non seulement remplacer les nosodes mais aussi élargir leur champ d'action. Son expérimentation des différentes herbes et plantes apporte à la fois de nouveaux remèdes et une nouvelle méthode de fabrication[i]. Les trois premiers médicaments fabriqués de cette manière furent Impatiens, Mimulus et Clematis. Il les étudia pendant presque deux ans en vue de changements positifs sur la flore intestinale et de l'état psychique du patient. Les résultats furent tellement probants qu'il réalisa être à l'aube d'une toute nouvelle découverte. Il tourna le dos à toutes ses recherches sur les nosodes pour se consacrer à la recherche d'autres plantes thérapeutiques.

De la découverte des changements pathologiques de la flore intestinale aux premiers remèdes des fleurs de Bach, il fallu quinze ans de recherches intensives. Ce furent des années importantes, pendant lesquelles Bach avança rigoureusement à partir des symptômes corporels vers les véritables origines de la maladie : les états émotionnels négatifs.

---

i   La méthode de macération au soleil et d'ébullition

INTRODUCTION

Il a fallu plus de onze ans d'études intensives de l'homéopathie pour élaborer des vaccins à partir des nosodes et pour finalement les jeter par dessus bord quand leur champ d'action limité fut découvert. Mais son sens de l'observation, aiguisé par l'examen du type de personnalité et des états émotionnels négatifs des patients, lui a permis de parvenir à son œuvre véritable, les « Fleurs de Bach ».

Quatre années entières furent nécessaires pour trouver ce qu'il nomme les « Douze Guérisseurs » et les « Sept assistants ». Chaque nouveau remède trouvé est envoyé par le Dr. Bach à ses collègues afin qu'ils puissent l'utiliser dans leur cabinet. Parmi eux se trouvent, entre autres, ses collègues homéopathes Dr. Wheeler et Dr. Clarke qui l'encouragent sans cesse à poursuivre ses recherches. Grâce à ses remèdes, ils ont d'excellents résultats chez leurs patients. Ces deux Docteurs jouissent encore aujourd'hui d'une excellente réputation parmi les homéopathes.

Les nouveaux remèdes étaient uniquement prescrits en fonction des états émotionnels négatifs, même si, au début, Bach parlait aussi de vertus incarnées par ces fleurs. En utilisant ce terme, il voulait simplement expliquer la différence entre le principe de l'homéopathie (« que le semblable soit soigné par le semblable ») et celui des essences florales (ajouter la « vertu »). C'est pour cette raison que dans son écrit « Heal Thyself » (Guéris-toi toi-même) de 1933, il liste les douze fleurs déjà trouvées en qualité (vertu), faute (faiblesse) et du remède qui aide à dissoudre la faute ».[i] Dans ses écrits ultérieurs[2], il renonce totalement à ces descriptions de « vertus », « concepts positifs de l'âme ».

---

i The Twelve Healers and Other Remedies.

Fin 1934, le Dr. Bach s'installe à Sotwell, un petit village dans la vallée de la Tamise. La plupart des plantes qu'il a découvertes poussent à cet endroit. Il pense être au bout de ses recherches. Ce sentiment est bien légitime aux vues du nombre important de fleurs comparé à celui de ses nosodes. Il n'a alors cependant trouvé que la moitié de ses remèdes floraux. Il découvrira les dix-neuf autres fleurs au cours de l'année suivante.

Il achève alors ses recherches en ayant la certitude absolue d'avoir maintenant trouvé un remède pour chaque émotion négative archétypale. Il décèdera quinze mois plus tard.

Aux vues des quinze ans qui lui ont été nécessaires pour trouver les corrélations et les limites des nosodes, il semble évident qu'il n'a pas eu le temps de découvrir toutes les corrélations entre les remèdes floraux.

Avant son décès, dans le but de laisser un héritage médial clairement défini[i], Bach entreprit de brûler tous les documents concernant d'autres remèdes floraux non adaptés à sa thérapie.

50 ans plus tard, Dietmar Krämer a prouvé qu'Edward Bach avait trouvé un remède floral pour chaque état archétypal et qu'aucun remède ne manquait.

Le développement des Nouvelles Thérapies des Fleurs de Bach
Le 17 mai 1987, Dietmar Krämer, naturopathe et homéopathe (Heilpraktiker diplômé), découvre la première « zone cutanée des fleurs de Bach » et peu après, les liens entre les fleurs de Bach : les « rails des fleurs de Bach ». Pour la première fois,

---

i Dans le but d'éviter à ses successeurs des confusions dues à des notes contradictoires, il avait, depuis toujours, l'habitude de détruire toutes les notes prises pendant ses recherches, au moment où ses hypothèses étaient confirmées et ses résultats publiés.[3]

grâce à ces deux découvertes, on peut prouver que le Dr. Bach avait bien découvert une fleur pour **chaque** état émotionnel négatif archétypal.

La topographie des 243 zones reflexes émotionnelles, les «zones cutanées des fleurs de Bach», ne laisse aucun espace libre aussi petit soit-il.

La même chose est valable pour le système de rails, qui est en lien direct avec les méridiens d'acupuncture.

Dietmar Krämer est de plus parvenu à trouver des correspondances entre les fleurs de Bach, les pierres précieuses et les huiles essentielles; ainsi que des correspondances entre les rails des fleurs de Bach et les méridiens d'acupuncture, les couleurs, les sons, et les métaux.

L'ensemble de ses recherches a pris neuf ans. De l'approche thérapeutique, «*traiter les origines émotionnelles des maladies corporelles de façon* à ce *que le corps n'ait plus besoin de somatiser*», est née une forme de thérapie totalement nouvelle – les «Nouvelles Thérapies avec les fleurs de Bach, huiles essentielles, pierres précieuses, couleurs, sons et métaux».

CHAPITRE 1

Bases

1. L'approche thérapeutique de Bach

« La maladie est seulement corrective : Elle n'est ni rancunière, ni méchante mais plutôt un moyen qu'utilise notre âme pour nous montrer nos erreurs, pour nous préserver d'erreurs encore plus grandes, pour nous empêcher de faire de plus gros dégâts et pour nous reconduire sur le chemin de la vérité et de la lumière, que l'on n'aurait jamais dû quitter. »[4]

Comme le montre cette citation, l'origine de la maladie est, pour le Dr. Edward Bach, non pas matérielle mais émotionnelle. Plus précisément, il s'agit d'un *conflit entre la personnalité et le Soi-supérieur*. Le fait qu'il existe des origines émotionnelles aux maladies, n'est déjà pas nouveau du vivant de Bach (1886–1936). Même si cette approche fait aujourd'hui partie de la connaissance générale, les relations exactes restent encore en grande partie diffuses.

Ce qui n'était pas le cas pour le Dr. Bach. Il avait réussi à classifier exactement les 38 états émotionnels négatifs qui étaient responsables de la maladie. Et en même temps, il a créé la possibilité de les traiter efficacement avec ses 38 remèdes floraux.

Bach traitait uniquement les états d'âme négatifs, sans prendre en compte l'inconfort corporel. Il était convaincu que le malade, grâce à l'administration de la vertu manquante via la fleur de Bach, retrouvait l'harmonie avec son Soi-supérieur, et ainsi guérissait. A maintes reprises, ses succès thérapeutiques confirmèrent ses conclusions. Il guérissait en effet n'importe quelle maladie en administrant seulement ses élixirs floraux.

On ne saura jamais si Bach était conscient de la grandeur et de la portée de sa découverte : sans le savoir, il avait trouvé, avec ses 38 fleurs, les *archétypes*.

2. Les archétypes de Bach

Dans l'hypothèse où les 38 élixirs floraux classifiés par Bach rétablissent l'harmonie entre la personnalité et le Soi-supérieur, il existe forcement 38 zones de contact entre la personnalité et le Soi-supérieur.

Si le contact est interrompu quelque part, une « vertu » est manquante et un état émotionnel négatif bien défini en résulte.

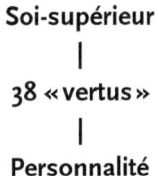

Dietmar Krämer et moi-même avons nommé les concepts émotionnels trouvés par Bach « les archétypes de Bach ». En effet, ces états émotionnels négatifs peuvent se trouver chez tout le monde, indépendamment du sexe, de l'âge, de la culture, de la race, de la religion, de l'éducation, du niveau social et de l'époque.

Le terme « archétype » vient du grec et signifie « image originelle » ou encore « forme originelle ». Il est souvent associé à C. G. Jung et aux symboles des rêves qu'il a décrits. Il n'existe néanmoins aucun lien thérapeutique entre les « archétypes de Bach» et les «archétypes de Jung», comme on devrait les appeler. Carl Gustav Jung interprète les rêves et leur symbolique, le Dr. Edward Bach s'intéresse aux états émotionnels négatifs tels que: la jalousie, l'envie, l'impatience, le manque de confiance ou le sentiment de culpabilité, connus par tout le monde.

Le fait que les états émotionnels décrits par le Dr. Bach correspondent bien à des archétypes fut confirmé bien plus tard par le Naturopathe (Heilpraktiker diplômé) Dietmar Krämer, grâce à ses recherches sur les zones cutanées des fleurs de Bach. Il put prouver que chaque archétype trouve son équivalent à un niveau thérapeutique différent[i]. Afin de simplifier la nomenclature, il donna aux «archétypes de Bach» le noms des fleurs qu'ils incarnent[ii].

a) Brèves caractéristiques des Fleurs de Bach

Agrimony
Refoule les sentiments désagréables. Semble joyeux et insouciant, ne se plaint jamais, ne parle pas de ses propres difficultés, relativise même les problèmes évidents et visibles pour tous.

Aspen
Sensibilité exagérée. Des peurs vagues, indéfinissables. Peur en relation avec des sujets tels que la mort et la religion.

---

i   Voir chapitre 1, les niveaux thérapeutiques, p. 61.
ii Exemple de correspondance d'un «archétype de Bach»: Pine – la fleur de Bach, Perubalsam – l'huile essentiel et Lapis Lazulite – la pierre précieuse. Tous les trois ont l'identité de cet «archétype» à des niveaux thérapeutiques différents. Pour simplifier, on la nomme «archétype de Pine».

Beech
Très critique. Tend à prononcer des paroles blessantes ou à critiquer intérieurement les autres. Incapable de reconnaitre ses propres erreurs.

Centaury
Grand besoin de reconnaissance. Ne sait pas se délimiter vis-à-vis de la volonté d'autrui et a, par conséquent, du mal à dire « non ».

Cerato
Manque de confiance en sa propre capacité de jugement et de décision. Demande sans cesse l'avis de quelqu'un, même quand, au fond, il est sûr de lui.

Cherry Plum
Sentiment intérieur d'être assis sur un tonneau de poudre, qui peut exploser à tout moment. Peur de disjoncter et de perdre le contrôle de soi.

Chestnut Bud
Incapacité d'apprendre de ses erreurs. Commet souvent des fautes d'inattention et reporte éternellement les tâches désagréables et ingrates au lendemain.

Chicory
Tendance à se mêler des affaires des autres et à les materner. Boude si ses conseils bien intentionnés ne sont pas suivis ou rejetés.

Clematis
Rêve les yeux ouverts et vit davantage dans un monde imaginaire que dans la réalité. Semble absent et se désintéresse du présent.

Crab Apple
Besoin de propreté exagéré ; est dégouté par la saleté, les bactéries, les bestioles, la transpiration. Se sent intérieurement impur.

Elm
Accablé par une surcharge de tout genre avec l'impression de ne plus être à la hauteur de ses tâches. Le travail à effectuer est subjectivement ou objectivement trop important et semble comme une montagne infranchissable.

Gentian
Une attitude toujours négative avec une tendance à ruminer. Se laisse facilement décourager et doute en permanence du succès.

Gorse
Désespoir à la suite de nombreux échecs ; abandonne après de nombreuses tentatives infructueuses. Ne voit plus d'issue.

Heather
Besoin exagéré de compassion et attitude intrusive ; à besoin d'un public ; est incapable de rester seul. Tendance à s'apitoyer sur lui-même.

Holly
Se démarque de façon agressive avec une tendance à la colère, la haine, l'envie et la jalousie. Est facilement irrité et s'énerve pour un rien.

Honeysuckle
Nostalgie. Vit plus dans le passé que dans le présent et montre peu d'intérêt pour les choses actuelles.

Hornbeam
Fatigue et épuisement suite à une surcharge mentale. A du mal à se lever le matin et beaucoup de difficultés à se mettre en route. Une fois lancé, le travail avance facilement.

Impatiens
Impatience, agitation ; est toujours pressé et pousse souvent ceux qui vont plus lentement, à aller ou faire plus vite.

Larch
Manque de confiance en soi. Complexe d'infériorité, doute de ses propres capacités avec le sentiment d'être inférieur.

Mimulus
Peurs précises et définissables comme la peur de l'eau, de l'orage, des cambrioleurs. Hypersensible aux bruits forts, la lumière forte, le froid, les agressions d'autrui.

Mustard
Tristesse et mélancolie par périodes, sans une raison apparente ; nostalgie de quelque chose sans savoir de quoi.

Oak
Sens du devoir mal interprété avec une tendance de se ruiner la santé. Va souvent au-delà de ses limites et se force à continuer malgré la fatigue.

Olive
Epuisement total, physique et mental. Toutes les forces sont épuisées ; la vie semble être un fardeau.

Pine
Culpabilité, se fait des reproches et se torture avec des auto-accusations.

Red Chestnut
A constamment peur pour les autres. Les pensées tournent principalement autour du bien être d'autrui.

Rock Rose
Peur panique et peur de mourir, par exemple lors d'accidents ou autres situations de danger pour la vie comme une crise cardiaque ou un AVC.

Rock Water
S'accroche à des principes stricts et des règles rigides auxquels la vie est soumise. Se refuse toutes choses qui ne rentrent pas dans le cadre de ces normes.

Scleranthus
Incapacité de se décider entre deux possibilités. Revient souvent sur ses décisions et change d'avis. Des sautes d'humeur fréquentes – débordant de joie, puis au bord du désespoir.

Star of Bethlehem
Conséquences d'un choc émotionnel (par ex. la mort d'un proche), suite à une mauvaise nouvelle, des soucis, des peines.

Sweet Chestnut
Désespoir profond à cause d'un coup du sort ou d'une situation qui semble sans issue.

Vervain
Grand passionné avec des idéaux élevés. Extrêmement sensible aux injustices.

Vine
Tyrannie, veut dominer et a soif de pouvoir. Impose ses désirs et idées sans compromis.

Walnut
Manque de fermeté vis-à-vis des influences extérieures. Difficultés à gérer des situations de changement tel qu'un changement de métier ou un déménagement.

Water Violet
Supériorité. Pense être, d'une certaine façon, supérieur aux autres et être quelqu'un de meilleur.

White Chestnut
Pensés obsessionnelles. Les pensés tournent sans cesse dans la tête ; impossible de les contrôler. Le « vers d'oreille » ; les mélodies entendues quelque part et dont on ne peut plus se débarrasser parfois pendant plusieurs jours.

Wild Oat
Manque de but et de sens dans la vie. La recherche incessante de sa place dans la vie. A par exemple fait plusieurs métiers sans trouver celui qui lui donne satisfaction.

Wild Rose
Résignation, a intérieurement capitulé. Ne fait plus aucune tentative pour changer sa condition insatisfaisante.

Willow
Amertume. Avale sa colère, est rancunier et incapable de pardonner.

3. Les bases des nouvelles thérapies

Le Dr Edward Bach a trouvé les archétypes singuliers. Le Heilpraktiker Dietmar Krämer a développé, à partir de ces archétypes, le concept complet des « Nouvelles Thérapies » qui prend en compte non seulement les liens entre les fleurs[i] mais aussi des formes de thérapie différentes.

Ce n'est qu'après la découverte de ces liens par Dietmar Krämer, qu'il est devenu possible de guérir les troubles chroniques de façon durable à l'aide des essences florales. C'est probablement la raison pour laquelle la thérapie des fleurs de Bach n'a, jusqu'à présent, pas bénéficié d'une plus grande notoriété et que, même dans le milieu des médecines alternatives, elle est restée secondaire. D'une certaine façon, c'est compréhensible car il s'agit seulement de 38 essences florales sans cohérence, qui ne possèdent même pas un principe actif scientifiquement prouvé. D'un autre coté, cela peut paraître

---
i   Les rails des fleurs de Bach.

complètement incompréhensible, étant donné que le Dr Bach était un médecin universitaire, chirurgien aux urgences et homéopathe qui n'utilisait finalement que ses remèdes floraux.

Avec la découverte des zones cutanées par Dietmar Krämer, il est possible de retrouver les 38 « archétypes de Bach » à d'autres niveaux thérapeutiques. Les huiles essentielles et pierres précieuses qu'il associe aux fleurs sont des correspondances directes des archétypes de Bach, ce ne sont ni des semblables ni des analogues[i]. Ces correspondances furent trouvées à l'aide des zones cutanées des fleurs de Bach. Ces associations furent vérifiées à de nombreuses reprises par de nombreux tests et quiconque avec un peu de sensitivité peut le vérifier par lui-même[ii].

Le concept général des « Nouvelles Thérapies » a fait ses preuves depuis 15 ans au sein du cabinet de Dietmar Krämer et dans ceux de ses collègues qui l'appliquent. S'il y avait eu un classement erroné des zones cutanées, des rails des fleurs de Bach, des huiles essentielles ou des pierres précieuses, les échecs thérapeutiques[iii] les auraient mis en évidence depuis longtemps.

Parmi les différences essentielles entre la thérapie des fleurs de Bach pratiquée par le Dr. Bach et les « Nouvelles Thérapies avec les fleurs de Bach » on compte parmi d'autre :

---

i Depuis la publication des correspondances par Dietmar Krämer d'autres livres ont été publiés qui ne sont pas en accord avec ces correspondances.
ii Le test de l'aura concernant les « correspondances » est enseigné lors des séminaires de Dietmar Krämer.
iii Remarque personnelle : Dietmar Krämer est un collègue qui travaille de façon extrêmement consciencieuse. Lors d'un échec il avait pour habitude de dire : « Ca ne marche pas comme ça, alors il doit y avoir un autre moyen, ou alors il y a quelque chose que l'on n'a pas pris en compte. »

- Les relations entre les fleurs, les rails des fleurs de Bach
- Les zones cutanées des fleurs de Bach
- Le complément de la thérapie par les équivalences des « archétypes de Bach » (huiles essentielles et pierres précieuses)

L'œuvre du Dr. Bach reste ainsi inchangée. La maxime : « il faut traiter la personne et non la maladie – il faut traiter la cause et non le symptôme » reste valable. On ajoute seulement en complément : « il faut traiter les états émotionnels négatifs au niveau thérapeutique dans lequel ils se sont manifestés, et en sens inverse de leur apparition. »

4. Les relations entre les fleurs de Bach

Le Dr Bach a mis 15 ans à découvrir tous les rapports, possibilités d'utilisation et limites aux Nosodes qu'il a développés. Après la découverte de la dernière plante médicinale et de sa préparation sous forme d'élixir floral, il lui restait à peine 15 mois à vivre. Etant donné ces circonstances, il paraît évident qu'il a manqué de temps pour parvenir à trouver toutes les relations entre ses 38 remèdes floraux. A l'époque, il les avait classés en sept groupes[i], probablement de façon analogue aux nosodes qu'il avait développés, mais sans aucune relevance thérapeutique.

Plus de 50 ans plus tard, Dietmar Krämer a découvert les relations entre les fleurs ainsi que les conséquences thérapeutiques qui en découlent. Sur sa « fiche d'évaluation »[ii], présentée ci-après, les remèdes sont classés en fleurs intérieures,

---
i   Voir annexe, p. 209.
ii voir p. 214, en annexe l'image en grand format.

fleurs extérieures (au nombre de cinq) ainsi qu'une fleur de base. Les fleurs intérieures sont à nouveau classées en 12 groupes de trois fleurs chacun: les rails de fleurs de Bach.

Star of Bethlehem	Gorse	Walnut		Elm	Aspen
Pine	Crab Apple	Sweet Chestnut	Beech	Wild Rose	Mustard
Holly	Rock Water	Vervain	Chestnut Bud	Willow	Impatiens
Centaury	Scleranthus	Agrimony	Water Violet	Gentian	Clematis
B	G	Dü	KS	M	Di
White Chestnut	Cherry Plum	Wild Oat	Honeysuckle		Mustard	Oak
Hornbeam	Agrimony	Vine	Red Chestnut		Heather	Olive
Vervain	Rock Rose	Cerato	Chicory		Mimulus	Impatiens
H	3E	MP	Lu		N	Le
			Larch			

Grâce à ce classement des remèdes floraux sur la fiche d'évaluation, il est non seulement possible d'avoir un bon suivi du déroulement de la thérapie[i], mais il est également plus simple de prescrire un mélange de fleurs. En effet, la conséquence thérapeutique – l'effet de rail – est immédiatement visible.

a) Les fleurs extérieures

Les fleurs extérieures sont indiquées, quand les états émotionnels negatifs sont: soit la conséquence d'influences extérieures, soit une réaction à une influence extérieure. Ces cinq remèdes ont une position particulière dans la thérapie des fleurs de Bach car les émotions négatives qu'ils représentent peuvent engendrer un blocage thérapeutique[ii] compromettant la guérison s'ils restent non traités.

Le groupe de fleurs extérieures est composé de:

Star of Bethlehem
Conséquences d'un choc émotionnel

---

i Voir chapitre 4, La Thérapie, p. 127 et suiv.
ii Voir chapitre 4, La Thérapie, préparation du premier mélange, p. 132 et suiv.

Gorse
Désespoir suite à des échecs répétés

Walnut
Manque d'appui face à des influences extérieures

Elm
Surcharge aigüe avec le sentiment de ne pas être à la hauteur de la tâche

Aspen
Peur vague, irrationnelle, à cause d'une sensibilité excessive

b) Les fleurs intérieures

Après avoir observé qu'un état émotionnel négatif mène à un autre, Dietmar Krämer a classé les fleurs intérieures en douze groupes de trois fleurs chacun. Il les nomma « les rails des fleurs de Bach ». Cette suite de fleurs peut, vu de façon mécanique, être représentée ainsi :

Fleur de Communication → Fleur de Compensation → Fleur de Décompensation

De cette façon Dietmar Krämer tente d'expliquer les liens entre les fleurs d'un même rail.

Un phénomène analogue existe en médecine, ainsi par exemple, le fonctionnement normal du cœur permet une dynamique qui régule le besoin variable d'oxygène de l'organisme. En augmentant la fréquence cardiaque et/ou la dilatation des ventricules, le cœur peut optimiser le débit cardiaque pour combler le besoin d'oxygène supplémentaire lors d'un effort physique. Mais il peut aussi diminuer le débit cardiaque dans les phases de repos, comme le sommeil, quand l'organisme a besoin de moins d'oxygène.

Quand le cœur est incapable de fournir un débit cardiaque suffisant, on parle d'insuffisance cardiaque. Cette faiblesse du cœur peut avoir différentes origines. Dans le pire des cas, il provient d'un défaut des valves cardiaques. Puisque le besoin d'oxygène de l'organisme reste le même, le cœur essaye de *compenser* sa faiblesse en grossissant – avec un succès de courte durée. Après un certain temps, le cœur atteint une telle taille, qu'il coupe lui-même l'arrivée du sang par les artères coronaires, car la place disponible est limitée par les côtes et les poumons. Quand, malgré ses efforts, le cœur n'est plus capable de fournir l'oxygène nécessaire à l'organisme, on parle du *stade de décompensation*.

Un autre exemple est une entorse au pied droit, qui est enflée et douloureuse. L'individu prend alors une posture de protection car il ne prend plus appui sur ce pied. Néanmoins, afin de garder la même « force de marche », la jambe gauche doit fournir un effort supplémentaire. En boitant l'individu *compense* la « faiblesse » du pied droit. Mais la jambe gauche peut uniquement fournir cet effort supplémentaire sur une courte durée, car elle n'est physiologiquement pas faite pour porter seule la totalité du poids du corps. Après un temps, l'effort devient disproportionné et la jambe gauche, complètement surmenée, refuse d'aller plus loin *(décompensation)*. Vu de façon thérapeutique, il est maintenant prioritaire de laisser la jambe gauche se reposer afin qu'elle reprenne des forces. Traiter uniquement, et en premier lieu, l'entorse du pied droit sous prétexte qu'elle est à l'origine du surmenage ne va pas beaucoup aider.

Les états émotionnels négatifs d'un rail de fleurs de Bach sont semblables. Par exemple, lorsqu'un problème d'indécision, typique de l'état de Scleranthus, est *compensé* par une résolution rigide, cela correspond à l'état de Rock Water. De cette façon, le problème d'indécision semble être réglé une bonne fois pour toutes par des règles strictes et une morale implacable. Et les règles que la personne concernée s'impose, deviennent, avec le temps, de plus en plus strictes pour éviter à tout prix d'avoir à prendre librement une décision. Bientôt, elle s'aperçoit que les règles qu'elle s'est imposées elle-même sont parfois difficiles à appliquer. Elle se trouve alors dans le stade de *décompensation*. Son comportement précédant l'a amené dans une impasse. A chaque fois qu'elle enfreint l'une des ses règles strictes, elle se rend fautive et se sent intérieurement souillée. Cet état correspond à l'état émotionnel négatif de Crab Apple.

Les rails en un coup d'œil :
Agrimony – Vervain – Sweet Chestnut
Centaury – Holly – Pine
Cerato – Vine – Wild Oat
Chicory – Red Chestnut – Honeysuckle
Clematis – Impatiens – Mustard
Gentian – Willow – Wild Rose
Impatiens – Olive – Oak
Mimulus – Heather – Mustard
Rock Rose – Agrimony – Cherry Plum
Sclerantus – Rock Water – Crab Apple
Vervain – Honeysuckle – White Chestnut
Water Violet – Chestnut Bud – Beech

c) Descriptif bref des rails de fleurs de Bach[i]

Les descriptions succinctes des douze rails qui suivent, mettent en évidence l'enchaînement d'un état à un autre.

Agrimony – Vervain – Sweet Chestnut

Agrimony
Une personne de type Agrimony est toujours joyeuse et de bonne humeur. Elle ne se plaint jamais de ses problèmes, même quand les difficultés sont évidentes. Cette légèreté apparente n'est qu'une façade, un «masque de joie» derrière lequel elle cache ses peines et ses soucis aux autres et à elle-même afin de ne pas les affronter.

Vervain
Une personne de type Vervain est passionnée et idéaliste. Elle s'enflamme pour des sujets qui l'intéressent et veut convaincre tout son entourage. Quand elle se heurte à un désintérêt, elle s'entête et essaie à tout prix de faire adhérer l'autre à sa cause. Souvent, elle ressent un besoin énorme de lutter contre les injustices de ce monde.

Si dans l'état d'Agrimony la personne concernée à inconsciemment opprimé ses émotions négatives, elle donne maintenant à sa vie une nouvelle direction, et s'enflamme pour quelque choses de plus important que ses propres problèmes. Passionnée, elle trouve toujours quelque chose de fascinant à faire. Ainsi il ne lui reste plus de temps pour faire face à ses propres émotions négatives.

---

[i] Le livre «Neue Therapien mit Bachblüten I» de Dietmar Krämer, édition Ansata, explique en détail les liens des fleurs de Bach entre-elles.

Sweet Chestnut

Une personne de type Sweet Chestnut souffre d'un désespoir profond. Elle se sent seule et abandonnée au moindre petit coup de travers.

Dans l'état Agrimony, la personne opprime toutes ses émotions négatives et ses problèmes. Au lieu de s'y confronter elle se réfugie dans de nouveaux objectifs de vie et pense ainsi se réaliser (Vervain). Puis, suite à un coup dur du destin, tout lui semble dépourvu de sens, et elle tombe maintenant dans un trou profond (Sweet Chestnut). Le dos au mur, elle se bat par peur de se briser.

Centaury – Holly – Pine

Centaury

Le comportement d'une personne de type Centaury est marqué par le besoin prononcé de reconnaissance. Elle fait tout pour être aimée des autres. Dans les cas extrêmes, elle le fait même si elle n'aime pas la personne en face. Elle met sans hésiter ses propres désirs en retrait pour combler les désirs des autres. Ce manque de limites, vis-à-vis de la volonté de l'autre, combinée avec l'incapacité à dire « non », font que cette personne se laisse facilement utiliser.

Holly

Une personne de type Holly est facilement irritée. Elle peut facilement s'énerver pour des broutilles et laisser libre cours à sa colère. Quand la colère est passée, elle redevient calme jusqu'à la prochaine crise. De surcroit, elle a une tendance à la jalousie et l'envie.

Si, dans l'état de Centaury, la personne supporte tout et rend volontiers service à tout le monde afin d'obtenir leur reconnaissance, son manque de démarcation (Centaury) est suivi par une démarcation agressive vis-à-vis de la volonté d'autrui (Holly). Celui qui dit toujours «oui» devient celui qui dit toujours «non».

Pine

Une personne de type Pine souffre de culpabilité. Elle s'excuse sans cesse et se sent responsable pour des choses ou des situations qui ne lui incombent pas. Elle a du mal à accepter un compliment ou des cadeaux, car elle ne pense pas les mériter.

A cause de son agressivité dans l'état de Holly, la personne perd la reconnaissance et l'affection qu'elle a cherchées et obtenues dans l'état de Centaury. Son comportement colérique fait fuir les gens de son entourage. Maintenant, dans l'état de Pine, elle regrette et se torture avec un sentiment de culpabilité et d'auto-accusation.

Cerato – Vine – Wild Oat

Cerato

La personne de type Cerato éprouve un manque de confiance en ses propres jugements et sa capacité à prendre la bonne décision. Par peur de mal faire, elle demande sans cesse l'avis d'un autre, et ceci même quand, au fond, elle est certaine de son choix. Parfois ses questions sont si saugrenues qu'elles semblent simplettes. Souvent, à la suite d'une recommandation, elle change d'avis et prend une toute autre direction que prévu à la base.

Vine

La tyrannie et la domination caractérisent une personne de type Vine. Elle va imposer sa volonté sans prendre en considération les besoins d'autrui.

Si dans l'état Cerato la personne a demandé aux autres ce qu'elle doit ou ne doit pas faire, elle dit maintenant aux autres comment ils doivent faire. Ainsi, elle montre une force présumée qui compense son incertitude.

Wild Oat

Une personne de type Wild Oat ressent un manque de sens et de but dans la vie, avec une impression de grand vide intérieur. Elle s'engage dans pleins de voies différentes, sans trouver ce dont elle a vraiment envie.

Le manque de confiance en ses propres jugements (Cerato) est compensé par une force présumée (Vine). Dans cet état la personne se sent capable de commander les autres, mais ne sait plus ce qu'elle veut vraiment.

Chicory – Red Chestnut – Honeysuckle

Chicory

Dans l'état Chicory, la personne se fait beaucoup de souci pour le bien être de ses proches. Elle est facilement offensée quand ses conseils bienveillants ne sont pas suivis ou sont rejetés. Ses attentions vont jusqu'à l'excès et elle a tendance à se mêler des affaires qui ne la regardent pas. Souvent, elle justifie ce comportement avec les mots : « c'est juste pour ton bien ».

Red Chestnut

La caractéristique d'une personne de type Red Chestnut, est sa peur permanente pour ses proches. Ses pensés tournent principalement autour du bien être et de la santé des membres de sa famille, dans l'appréhension incessante qu'il leur arrive malheur. Lors d'une affection mineure, elle craint toujours une maladie grave.

De l'attention excessive et de l'ingérence dans les affaires d'autrui (Chicory) s'est développée une peur permanente pour ses proches (Red Chestnut). A cause de cette peur, elle a besoin d'être sans cesse rassurée que tout va bien, par exemple par un coup de fil de ses proches en voyage afin de confirmer qu'ils sont bien arrivés.

Honeysuckle
Une personne de type Honeysuckle est nostalgique des beaux moments vécus dans le passé. Elle passe son temps à se souvenir des choses agréables et glorifie parfois son passé. Dans les conversations elle aime parler du «bon vieux temps» et commence souvent ses phrases par: «c'était le bon temps quand ...». Il semble que, pour elle, tout allait bien et que le monde était bien meilleur avant. C'est pour cette raison que la personne ne vit plus, émotionnellement et dans ses pensées, que dans le passé et n'attend pas d'autres joies de la vie présente et à venir que celles déjà vécues.

Dans l'état Chicory, elle se mêlait des affaires des autres sans y avoir été invitée et était constamment préoccupée par leur bien être. Cette attention exagérée se transforme en inquiétude (Red Chestnut) et maintenant elle est nostalgique du passé (Honeysuckle) quand le monde semblait meilleur.

Clematis – Impatiens – Mustard

Clematis

Une personne de type Clematis est rêveuse et vit plus dans un monde imaginaire que dans le monde réel. Elle semble distraite et montre peu d'intérêt pour le présent. Elle trouve la réalité trop froide, trop rude, trop réelle. Dans son monde imaginaire, elle voit tout plus coloré, plus beau, et elle se construit ainsi de nombreuses illusions.

Impatiens

Précipitation, vitesse et impatience sont typiques d'une personne de type Impatiens. Elle est toujours pressée. Incapable d'attendre, elle pousse les autres à aller plus vite, quand cela va trop lentement à son goût. En voiture, elle veut toujours doubler tout le monde. Faire la queue au supermarché est un vrai supplice.

A force de rêver dans l'état Clematis, la personne fuit la réalité, traine et gaspille son temps. Tôt ou tard le moment arrive ou la dure réalité la rattrape et demande toute son attention. Maintenant, elle se précipite et se dépêche (Impatiens) pour rattraper le temps perdu dans les rêveries.

Mustard

Une personne de type Mustard vit des phases de mélancolie et de tristesse profondes qui surviennent sans raison apparente et peuvent disparaitre de la même façon. Pendant ces périodes, elle ressent une lourdeur et un manque d'énergie. Le monde entier lui semble sombre et dépourvu de sens, toute joie de vivre disparait.

Dans l'état Clematis, la personne concernée fuit la réalité en se réfugiant dans ses rêveries. Avec précipitation et impatience (Impatiens) elle essaye ensuite de faire son travail le plus vite possible pour avoir à nouveau le temps de retourner dans son monde imaginaire. Le désaccord entre le monde dur et réel où elle travaille vite et de façon empressée et son monde idéal imaginaire s'accroît avec le temps et devient de plus en plus insupportable. Trouvant, de surcroît, de moins en moins de temps pour rêver, le sentiment que quelque chose manque s'installe sans qu'elle sache vraiment de quoi il s'agit. A partir de ce sentiment de vide, se développe des sentiments de mélancolie et de tristesse (Mustard).

Gentian – Willow – Wild Rose

Gentian

Une personne de type Gentian est pessimiste. En raison de son attitude négative, elle se laisse facilement décourager à la moindre difficulté. De cette façon, elle doute toujours du succès. Si ses projets sont légèrement retardés, elle est tout de suite découragée et abattue. Elle se fait sans cesse du souci pour le futur, s'attend à des échecs et a peur de ne pas pouvoir s'en sortir financièrement.

Willow

Amertume, rancœur et ressentiment sont caractéristiques d'une personne de type Willow. Elle se sent victime et cherche constamment un coupable qu'elle peut désigner comme responsable de sa situation. Elle est remplie de son amertume et de sa colère. Elle se débat, et n'arrive pas à se réconcilier avec son destin à cause de sa rancœur et de son incapacité à pardonner. Par conséquent, elle est envieuse du bonheur ou même de la bonne santé des autres.

Dans l'état Gentian la personne concernée est dans l'attente de l'échec et se laisse facilement décourager au moindre obstacle. Maintenant les « malheurs » se succèdent l'un après l'autre et elle devient amère à cause de tous ces coups du destin (Willow). En raison de cette colère elle ne peut même plus se réjouir de choses qui lui faisaient plaisir auparavant.

Wild Rose
Une personne de type Wild Rose souffre de résignation et de manque de motivation. Elle s'est intérieurement résignée et ne fait plus aucun effort pour changer quelque chose à sa situation qui lui semble inévitable et insatisfaisante. Elle s'abandonne, fataliste à son destin prétendu et se laisse aller, sans même tenter de retrouver un peu de joie de vivre, car tout lui semble dépourvu de sens.

A cause de sa rancœur dans l'état de Willow, la personne concernée devient de plus en plus aigrie et découragée. Plus rien ne la réjouit et elle est envieuse du bonheur des autres. Après tant de chagrin du à ses échecs répétitifs, elle se sent victime du destin (Willow). Finalement, elle capitule intérieurement et ne fait plus le moindre effort pour changer la situation intenable de sa vie ou pour y trouver un peu de joie. Sans plainte, elle abandonne la bataille de la vie (Wild Rose).

Impatiens – Olive – Oak

Impatiens
Précipitation, vitesse et impatience sont typiques d'une personne de type impatiens. Elle est toujours pressée. Incapable d'attendre, elle pousse les autres à aller plus vite, quand cela va trop lentement à son goût. En voiture, elle veut toujours doubler tout le monde. Faire la queue au supermarché est un vrai supplice.

Olive

Une personne de type Olive est physiquement et mentalement épuisée. Le moindre effort est difficile à faire. Des actes quotidiens tels que se brosser les dents ou aller aux toilettes semblent être un obstacle insurmontable. Toute la vie est un poids sans aucune joie.

A cause de son rythme de vie effréné (Impatiens) il s'en suit un épuisement physique et mental total (Olive). La personne concernée a épuisé toutes ses réserves en vivant à cent à l'heure. Le corps la force maintenant à se reposer.

Oak

Une personne de type Oak se surmène sans cesse à cause d'un sens du devoir mal compris. Elle dépasse souvent ses coups de barre et se force à continuer à grand renfort de volonté. Lorsqu'elle ne se sent pas bien et a, par exemple, mal à la tête, elle continue à travailler sans se laisser distraire. Malade, elle n'est pas contente d'elle, car elle ne peut pas être aussi efficace que d'habitude. A cause de ce surmenage permanent, elle se trouve dans un état de tension, de contraction corporelle et mentale totale. La vie semble être faite uniquement de travail, d'obligations et d'efforts.

La vie effrénée dans l'état d'Impatiens a mené à un épuisement physique et mental (Olive). Maintenant la personne concernée se force à continuer par la volonté (Oak), car faire une pause est pour elle une perte de temps. En mettant en avant son sens du devoir, elle justifie pour elle et pour les autres, le sacrifice de sa santé.

Mimulus – Heather – Mustard

Mimulus

Une personne de type Mimulus est peureuse et hypersensible. Elle a peur de choses concrètes, quotidiennes, telles que l'orage, l'eau, la maladie, la douleur, les chiens, les piqûres ou les accidents. La personne concernée est renfermée et ne parle que rarement aux autres de ses peurs. Elle réagit de façon hypersensible aux bruits, à la lumière forte, au froid, aux agressions de son entourage et essaye de les éviter le plus possible.

Heather

Une personne de type Heather se fait remarquer par son besoin extrême de communiquer et par son comportement intrusif.

Elle est complètement incapable d'être seule et a constamment besoin d'un public pour être au centre de l'attention. Egocentrique, elle a tendance à raconter ses malheurs à tout le monde et tend à s'apitoyer sur son sort. Qui l'écoute n'a aucune importance.

Dans l'état Mimulus, la personne concernée est peureuse, renfermée et ne parle pas aux autres de ses peurs. Quand la souffrance devient trop forte, le comportement change et cherche quelqu'un à qui confier sa souffrance.

Mustard

Une personne de type Mustard vit des phases de mélancolie et de tristesse profonde qui surviennent sans raison apparente et peuvent disparaitre de la même façon. Pendant ces périodes, elle ressent une lourdeur et un manque d'énergie. Le monde entier lui semble sombre et dépourvu de sens, toute joie de vivre disparait.

Dans l'état de Heather, la personne cherche chez autrui ce qu'en vérité elle ne peut trouver qu'à l'intérieur d'elle-même : la confiance qui permet de surmonter la peur de l'état Mimulus. Puisque le monde extérieur ne peut lui donner cette confiance, elle a le sentiment que quelque chose manque, sans savoir quoi. Le résultat est un sentiment de vide intérieur – apparemment sans raison – qui se manifeste sous forme de phases de mélancolie et de tristesse (Mustard).

Rock Rose – Agrimony – Cherry Plum

Rock Rose

Une personne de type Rock Rose éprouve des difficultés dans les situations où elle est privée de sa liberté d'agir. Le déclencheur de cet état a été une situation de péril vital dans laquelle elle a été impuissante face aux événements (tel qu'un accident grave, presque-noyade, crise cardiaque). Maintenant, toutes les situations qui rappellent inconsciemment le choc originel causent problème. Elle évite même certaines choses banales et quotidiennes telles que les ascenseurs, pièces exiguës, la participation à des événements officiels de son partenaire, les voyages en avion ou encore le « goûter chez les beaux-parents ». Le fait qu'elle ne puisse pas simplement se lever et partir dans ces situations, réveille l'expérience de panique et d'impuissance vécue antérieurement. A première vue la personne semble calme et équilibrée, mais à cause de ses nerfs très faibles, elle est facilement effrayée et souvent choquée par des choses désagréables.

Agrimony

Une personne de type Agrimony est toujours joyeuse et de bonne humeur. Elle ne se plaint jamais de ses problèmes, même quand les difficultés sont évidentes. Cette légèreté apparente n'est qu'une façade, un « masque de joie » derrière lequel elle cache ses peines et ses soucis aux autres et à elle-même afin de ne pas les affronter.

L'expérience de panique vécue (Rock Rose) est presque automatiquement refoulée, afin d'éviter une confrontation consciente. Avec le temps, la personne concernée va avoir tendance à refouler toutes les émotions dérangeantes et à les cacher à son entourage (Agrimony).

Cherry Plum
Une personne de type Cherry Plum a peur de perdre le contrôle sur elle-même et de faire quelque chose de terrible malgré elle. Elle a l'impression d'être assise sur un tonneau de poudre prêt à exploser. Elle a peur de ses propres émotions et essaye sans cesse de les garder sous contrôle. Ceci mène à une tension intérieure permanente et à l'impossibilité de lâcher prise.

Les moments de panique de l'état de Rock Rose sont toujours présents car ils ont seulement été refoulés (Agrimony) et non résolus. Maintenant les émotions refoulées reviennent à la surface et déclenchent chez la personne une peur panique de disjoncter. Par peur de perdre le contrôle et de faire des choses terribles (Cherry Plum) elle est incapable de lâcher prise.

Scleranthus – Rock Water – Crab Apple

Scleranthus
Une personne de type Scleranthus est incapable de décider entre deux possibilités. Elle est intérieurement déchirée parce qu'elle trouve des arguments valables pour les deux cas, aussi

bien pour, que contre. Elle se livre à un véritable combat avec elle-même. Souvent, elle va revenir sur une décision déjà prise. Ce problème ne se pose pas seulement concernant les grosses décisions, mais aussi dans les situations quotidiennes, comme faire ses courses ou aller au restaurant.

Rock Water

Une personne de type Rock Water se tient à des principes et des règles strictes. Toute sa vie est dirigée selon ces principes et elle se refuse tout ce qui ne leur est compatible. Avec ses convictions morales exagérées, elle veut vivre un idéal et être un modèle pour les autres. Ce faisant, elle est très dure et stricte avec elle-même. Elle va plutôt opprimer une envie qu'être infidèle à ses principes.

Le problème de la déchirure intérieure de l'état Sclerantus est compensé par une détermination rigide (Rock Water). Le problème du choix ne se pose plus, car elle s'en tient maintenant à ses principes et règles strictes.

Crab Apple

Un besoin prononcé de propreté et de perfection sont caractéristiques d'une personne de type Crab Apple. Tout doit toujours être propre et bien rangé. Son amour de l'ordre peut devenir obsessionnel. Tout ce qui est impur la dégoûte, tels que la saleté, les bactéries, la transpiration et autres excréments. Même avec son conjoint, elle est incapable de partager la même tasse. Elle évite d'aller aux toilettes chez les autres, même si le besoin est urgent et les toilettes propres. Son dégoût des odeurs corporelles et son besoin fanatique de propreté lui font souvent prendre une douche plusieurs fois dans la journée.

La déchirure intérieure de l'état Sclerantus est résolue grâce aux principes et règles strictes, mais les envies et désirs sont opprimés. Très vite la personne en question se rend compte qu'elle ne peut pas toujours tenir les normes strictes qu'elle s'est elle-même dictées parce que, de temps en temps, elle cède à ses envies et transgresse ses propres principes. Elle ressent ces transgressions comme des défauts et se sent intérieurement souillée (Crab Apple).

Vervain – Hornbeam – White Chestnut

Vervain
Une personne de type Vervain est passionnée et idéaliste. Elle s'enflamme pour des sujets qui l'intéressent et veut convaincre tout son entourage. Quand elle se heurte à un désintérêt, elle s'entête et essaie à tout prix de faire adhérer l'autre à sa cause. Souvent, elle ressent un besoin énorme de lutter contre les injustices de ce monde.

Hornbeam
Une personne de type Hornbeam souffre de fatigue mentale et d'épuisement suite à un surmenage intellectuel. Elle a un grand besoin de sommeil, et du mal à se mettre en route le matin. Souvent elle se sent plus fatiguée le matin au réveil que le soir au coucher. Plus elle reste longtemps au lit, plus elle est fatiguée. Une fois lancé, le travail manuel va tout seul, malgré la fatigue et le manque d'entrain.

La passion de l'état Vervain mène inévitablement à une usure mentale. La conséquence est la fatigue, l'épuisement et le manque d'entrain. La personne concernée ne se sent maintenant plus à la hauteur de ses tâches quotidiennes.

White Chestnut

Une personne de type White Chestnut est tourmentée par des pensées obsessionnelles. Des réflexions ou des mélodies dont elle ne peut pas se défaire, tournent constamment dans sa tête, comme un disque rayé, qui se répète encore et encore. Si la personne concernée entend une mélodie, celle-ci la hante jour et nuit. De la même façon, des bribes de conversation, d'articles de presse, une scène de télévision ou une sonnerie lui viennent à l'esprit sans pouvoir les chasser de sa tête.

Dans sa passion (Vervain), la personne concernée s'épuise intellectuellement, ce qui mène à une fatigue mentale (Hornbeam). Ereintée et sans entrain elle passe son temps physiquement inactive (par exemple au lit ou sur le canapé). Mais sa ferveur ne la laisse pas tranquille et les pensées commencent à tourner dans sa tête. Souvent l'état de Hornbeam est surpassé par des stimulants tels que café, Red Bull ou Coca-Cola, ce qui aggrave encore la surexcitation mentale (White Chestnut).

Water Violet – Chestnut Bud – Beech

Water Violet

Prétentieux, arrogant et distant, ce sont les traits d'une personne de type Water Violet. Elle pense d'une certaine manière être supérieure aux autres et être particulière. Ainsi elle prend intérieurement une distance vis-à-vis de son entourage et se sent seule même en compagnie d'autres personnes. Elle évite tous les conflits et discordes qui ne seraient pas dignes d'elle. La personne se sent toujours incomprise – de toute façon les autres ne sont pas à la hauteur pour comprendre. Même dans une situation de crise, elle est trop fière pour demander de l'aide.

Chestnut Bud

Une personne de type Chestnut Bud est incapable d'apprendre de ses erreurs. Dans ses pensées, elle est toujours deux pas d'avance et ne se concentre pas sur le moment présent. C'est ainsi qu'elle commet souvent les mêmes erreurs dans des situations différentes. Lorsqu'elle effectue des tâches qu'elle n'a pas envie de faire, elle est absente et déconcentrée et fait de nombreuses fautes d'inattention. Souvent, au milieu d'une phrase, elle perd soudainement le fil de ses pensés et ne sait plus ce qu'elle voulait dire. Elle se caractérise par le fait de commencer de nombreuses choses en même temps, sans ne jamais en finir aucune. Ainsi dans son appartement s'accumulent des livres et revues à moitié lus.

A cause de son sentiment intérieur de supériorité, la personne de type Water Violet prend de plus en plus de distance envers tout ce qu'elle trouve indigne d'elle. Elle ne veut plus s'occuper des banalités quotidiennes qu'elle ressent comme des tâches ingrates. Maintenant, elle fait souvent les mêmes erreurs, surtout concernant les petites choses, parce qu'elle n'est pas concentrée sur son action présente (Chestnut Bud).

Beech

Une personne de type Beech se caractérise par son sens critique et son intolérance. Elle trouve facilement les défauts des gens de son entourage et a tendance à les blesser par la parole ou au moins, à les critiquer intérieurement. Elle possède un humour mordant, parfois cynique et se permet de rire de tout et de tout le monde. Concernant ses propres défauts, elle est très indulgente, mais intolérante avec les autres, même pour des broutilles. Elle est complètement incapable de reconnaitre ses propres erreurs et réagit immédiatement avec une contre-critique si quelqu'un ose le lui faire remarquer.

Dans l'état Chestnut Bud la personne fait souvent les mêmes erreurs, ce qui dérange son sentiment intérieur de supériorité (Water Violet). Maintenant elle critique les autres et essaie ainsi de détourner l'attention de ses propres erreurs (Beech).

d) La fleur de base – Larch

Larch est indiqué pour les personnes qui manquent de confiance en elles. Elles sont timides et pensent que les autres sont plus capables qu'elles. Et ce, même si elles sont capables de bonnes performances. Lors d'un examen, elles ont une grande peur d'échouer, malgré une préparation suffisante ou même excellente. Elles ont de grosses difficultés à parler en public, même si les personnes leur sont familières. Larch ne rentre dans aucun des rails décrits.

e) Le fonctionnement des rails – L'effet de rail

Lorsque le Dr Bach traitait des troubles aigus, il utilisait les fleurs indiquées sur une durée très courte, souvent de quelques heures à quelques jours. Les symptômes disparus, le traitement était arrêté.

Ces deux cas, décrits par le Dr Bach, permettent de mettre en évidence l'efficacité des fleurs ainsi que la durée du traitement :

« ... Bach était appelé chez un patient qui avait glissé sur le trottoir et s'était foulé méchamment la cheville. Lorsque Bach arrive chez le patient vers **20h00**, la cheville de l'homme était très enflée et raide ce qui causait beaucoup de douleurs ...

Alors on mit 2 gouttes de ces deux remèdes dans une bassine remplie d'eau tiède ... Déjà le **lendemain** il pu reprendre ses obligations professionnelles. »[5]

On lui donna Scleranthus à quelques minutes d'intervalle. Il resta sous observation pendant deux heures. Ce temps écoulé, il était déjà beaucoup plus calme. **La thérapie de Scleranthus a été poursuivie pendant quelques jours**, ensuite l'utilisation du remède n'était plus nécessaire.»[6]

Les problèmes chroniques ne se laissent pas guérir aussi vite que décrit ci-dessus. Il est souvent nécessaire de prendre les fleurs sur une plus longue période. Lors de l'utilisation des fleurs sur une longue durée, il faut prendre en compte deux choses : premièrement les niveaux thérapeutiques[i], et deuxièmement «l'effet de rail», qui résulte de la relation des fleurs entre elles.

Fleur de décompensation	Pine	Crab Apple	Wild Rose
Fleur de compensation	Holly	Rock Water	Willow
Fleur de communication	Centaury	Sclerantus	Gentian

Lors d'une prise prolongée d'une fleur de communication, par exemple Scleranthus, l'état émotionnel négatif de la fleur de compensation (Rock Water) ou de la fleur de décompensation (Crab Apple), peut être amplifiée.

Ceci est valable uniquement si le patient, avant la prise de Scleranthus, était déjà au stade de compensation/décompensation. Ici, il ne s'agit nullement d'une crise thérapeutique, mais seulement de **l'effet de rail**. Cet effet apparait dès lors

---

i Voir chapitre 1, les conséquences thérapeutiques, p. 69 et suiv.

qu'une fleur «plus profonde»[i] est prise sur une longue durée alors que la prise d'une fleur du «niveau au dessus» aurait été nécessaire.[ii]

Une prise prolongé de Centaury peut aggraver un état Holly ou un état Pine, alors que la prise de Holly peut «seulement» aggraver l'état Pine.

Chaque rail de fleurs reste indépendant dans son effet de rail. Ainsi, une prise prolongée de Centaury ne peut **jamais** aggraver un état «Rock Water» ou un état «Wild Rose», car ces fleurs ne se trouvent pas dans le rail de Centaury. La conséquence thérapeutique pour le traitement des cas chroniques qui résulte de l'effet de rail est la suivante:

1. Les émotions négatives doivent être traitées en sens inverse de leur apparition.
2. Une fleur indiquée doit être prise aussi longtemps que besoin. Sinon la prise d'une fleur plus profonde du même rail peut refaire sortir l'état émotionnel négatif de cette fleur du «niveau au dessus»

---

[i] En raison de la présentation de la fiche d'évaluation on dit «fleur profonde» et «fleurs de niveau au dessus»
[ii] Voir chapitre 4, La Thérapie, p. 127 et suiv.

5. Les zones cutanées des fleurs de Bach

Dietmar Krämer a nommé les zones sur la peau qui correspondent aux fleurs de Bach « zones cutanées des fleurs de Bach ». Il s'agit de 243 « zones reflexes émotionnelles »[i], qui couvrent la totalité de la surface du corps.[ii]

Ci-dessous un extrait de la topographie des zones cutanées des fleurs de Bach de la tête[iii] :

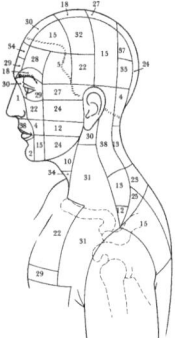

Avant la découverte complète de la topographie des zones cutanées des fleurs de Bach par Dietmar Krämer, rien ne prouvait la véracité des affirmations du Dr Bach quant à la complétude de son système thérapeutique et à l'absence de remède manquant. Dietmar Krämer l'a indirectement prouvé en démontrant que toute la surface du corps est couverte par les

---

i   Semblables aux zones reflexes plantaires.
ii Dans l'oreille externe, il se trouve de nombreuses autres zones très rapprochées et de la taille d'une tête d'épingle. Elles ne possèdent aucune relevance thérapeutique et ne sont donc pas représentées dans l'atlas topographique des fleurs de Bach.
iii Extrait de la topographie des fleurs de Bach de Dietmar Krämer, édité dans « Nouvelles Thérapies avec les fleurs de Bach », Edition Ulmus, p. 287.

zones cutanées des fleurs de Bach, et qu'il ne reste aucun espace libre, signalant une fleur manquante.

Avec cette découverte, il a de surcroît percé d'autres dimensions dont il n'avait jamais rêvé lui-même et qui donnent encore d'autres indices, que le système thérapeutique du Dr. Bach est complet.

Quand Dietmar Krämer a commencé ses recherches sur les zones cutanées[i], le fait que les états émotionnels négatifs ne changent pas seulement les couleurs mais aussi la forme de l'aura[ii] était complètement inconnu. Dans son cabinet, plusieurs personnes capables de voir l'aura lui ont rapporté qu'ils voyaient des « trous dans l'aura ». Aux endroits du corps qu'ils lui indiquaient, Dietmar Krämer pouvait clairement sentir ces trous avec sa main[iii]. Il a pu observer ce phénomène surtout chez les patients présentant des problèmes résistants à la thérapie. Il arrive ainsi à la conclusion qu'il doit y avoir un lien. Pour cette raison il a essayé de trouver des moyens thérapeutiques qui permettraient de « fermer » ces trous.

Lors de son premier essai dans le cas de troubles résistants à la thérapie, Krämer espérait simplement une prise de conscience concernant les causes de la maladie comme base pour la suite du traitement. Grâce à l'emploi local des fleurs de Bach sur les zones corporelles concernées, il a non seulement réussi à fermer les « trous » dans l'aura, mais aussi à faire

---

i Voir Dietmar Krämer/Helmut Wild, Nouvelles thérapies avec les fleurs de Bach, édition Ulmus, Thérapie pratique des zones cutanées correspondant aux fleurs de Bach.

ii Voir chapitre 1, les niveaux thérapeutiques, p. 61.

iii Le test de l'aura ne nécessite aucune sensibilité particulière et est enseigné lors des formations, voir annexe.

disparaitre des troubles corporels importants en quelques minutes – une surprise totale[i].

Pensant qu'il s'agit d'un effet placebo, il essaye d'objectiver cette réussite thérapeutique avec la photographie Kirlian, et contre toute attente, il y parvient[ii]. Encouragé par ce succès, il entame des recherches intensives et découvre les 243 zones cutanées des fleurs de Bach.

Krämer remarque aussi que, lors d'états émotionnels négatifs différents, l'aura se déforme toujours aux mêmes endroits. Par exemple, l'aura des patients ayant un sentiment de culpabilité est toujours déformée par des bosses ou des trous, aux mêmes endroits. Lors d'un manque de confiance en soi, par contre, ces phénomènes apparaissent à des endroits complètement différents. Le sentiment de culpabilité ne se manifeste par une déformation de l'aura, qu'aux zones de Pine et le manque de confiance en soi uniquement aux zones de Larch. Si, à une zone cutanée apparait un creux ou un trou, il y a une bosse sur une autre zone appartenant au **même** archétype. Ici, il s'agit toujours d'un même archétype. Autrement dit : un « trou » dans une zone de Pine ne peut pas provoquer une « bosse » dans une zone de Larch.

Les expériences tirées de la pratique sur plusieurs années avec cette nouvelle forme d'utilisation des fleurs de Bach sur des zones cutanées a permis d'arriver aux conclusions suivantes :
- La présence d'un trou dans l'aura est en lien direct avec un état émotionnel négatif, représenté par la fleur de Bach

---

i La prise de conscience sur les causes de la maladie espérée n'a pas eu lieu.
ii A l'aide de la photographie Kirlian, il est possible de photographier le corps éthérique afin d'établir un diagnostic de l'état énergétique du patient, par exemple pour la chromothérapie de Peter Mandel.

correspondante. Ainsi les zones cutanées sont très utiles au diagnostic.
- L'utilisation ciblée des fleurs de Bach sur les zones cutanées perturbées, peut potentialiser leur effet. De plus, il est possible de traiter simplement certains troubles corporels.

Le fait que la zone du diagnostic et la zone de traitement soient identiques est tout à fait unique – même par rapport à d'autres thérapies naturelles.[i] Ceci concorde parfaitement avec le souhait de Bach : que la thérapie soit simple à utiliser[ii].

6. Compléments aux fleurs de Bach

Une autre question préoccupait Dietmar Krämer : « est ce qu'il y a d'autres correspondances archétypales que les fleurs de Bach ? » Si oui, les trous dans l'aura devraient se fermer en y apposant ces substances, de la même façon qu'avec les fleurs de Bach. Afin de se consacrer entièrement à la recherche des huiles essentielles et des pierres précieuses correspondantes, il ferme son cabinet sans savoir combien de temps il lui faudrait et annule, en attendant, l'ensemble de ses séminaires. Pour la suite des expériences[iii], il utilise les zones cutanées comme « surface de test » pour trouver les équivalences aux

---

[i] Contrairement à l'acupuncture où, par exemple, il est nécessaire de faire un diagnostic de la langue et du pouls pour établir un résultat énergétique servant de base pour définir les points d'acupuncture à traiter.

[ii] « j'aimerais que ce soit aussi simple : si j'ai faim je vais dans le jardin cueillir une salade. Si j'ai peur je prends une dose de Mimulus. »[7]

[iii] Pour les expériences suivantes il a utilisé une autre méthode de test car la technique de vérification de la fermeture des trous dans l'aura s'est avérée impraticable pour des essais à grande échelle. La nouvelle méthode était basée sur le test de résonnance, voir chapitre 2, méthodes de diagnostic complémentaires, p. 86.

fleurs de Bach. Après 21 mois de recherches intensives et plus de 20 000 tests avec des huiles essentielles et pierres précieuses, il obtient le résultat suivant : mise à part la fleur de Bach correspondante, chaque zone réagit à **une seule** pierre et à **une seule** huile essentielle.

a) Les huiles essentielles

Grâce à une série d'expérimentations très fastidieuses[i] Dietmar Krämer découvrit, en dehors des correspondances, quelques particularités par rapport à la qualité des huiles essentielles. Il remarqua, que les différences de qualité[ii] dépendant du type botanique, pays d'origine, méthode de fabrication et année de fabrication, sont essentielles pour l'usage en tant qu'équivalence de fleur de Bach. Pour le type botanique c'est le même cas que pour les fleurs de Bach, il existe par exemple plus de vingt types de gentiane alors qu'une seule incorpore l'archétype de Gentian. Pour la Cistrose, il n'y a que l'huile du type Cistus creticus qui correspond à la fleur de Bach Mimulus. L'huile de Cistrose couramment vendue dans le commerce, du type Cistrus labdaniferus, n'a aucune équivalence archétypale. L'importance du pays d'origine se manifeste clairement concernant l'huile de Patchouli. Seule l'huile essentielle de Patchouli provenant d'Indonésie correspond à la fleur de Star of Bethlehem, l'huile d'origine indienne, beaucoup plus connue, ne correspond pas, malgré leur type botanique, Pogostemon patchouli, identique.

---

i   Ceci ressemble un peu à « trouver une aiguille dans une botte de foin », car il existe un grand nombre d'huiles essentielles et de pierres, qui potentiellement pourraient correspondre.
ii Il faut avoir une grande expérience pour effectuer les tests de qualité. Les différences peuvent varier de « inutilisable » à « très bien » pour le même type botanique, même pays d'origine et même méthode de fabrication.

Même quand le type botanique et le pays d'origine sont corrects, il y a encore de grandes différences de qualité selon le mode de fabrication, démontrables de façon objective par une chromatographie au gaz. Lors de la distillation à la vapeur d'eau, on peut augmenter le rendement avec une pression et une chaleur plus élevées, ce qui diminue fortement la qualité. L'enfleurage est une méthode très coûteuse, pour obtenir des huiles de grandes valeurs comme celle du jasmin ou de la rose. En utilisant des solvants chimiques, on peut fabriquer ces huiles beaucoup plus facilement et de façon moins coûteuse. En revanche, ceci influe sur la qualité et laisse aussi des résidus de solvants dans l'huile obtenue. Les huiles essentielles d'agrumes sont fabriquées par pression à froid. Il est évident que les fruits de qualité bio, produits sans pesticides et non cirés, sont meilleurs pour la fabrication des essences aromatiques. Indépendamment du type, du pays d'origine et de la méthode de fabrication, les influences climatiques jouent aussi un rôle, comme dans la fabrication du vin.

Les huiles essentielles correspondant aux archétypes mais de mauvaise qualité, peuvent gravement empirer l'état émotionnel négatif d'un patient[i], quand elles sont appliquées directement sur les zones cutanées. Pour cette raison, un ancien collaborateur[ii] de Dietmar Krämer a créé le distributeur Isotrop®-Versand[iii]. Le but étant d'assurer que les huiles essentielles correspondant aux fleurs de Bach sont toujours à disposition des patients et thérapeutes dans une qualité invariable.

---

i Les huiles essentielles ne correspondant à aucun archétype n'ont pas des réactions de ce type.
ii Hans Werner Neuhaus †
iii Isotrop®-Versand, Frankfurter Strasse 155, D-65520 Bad Camberg

b) Pierres Précieuses

La qualité des pierres précieuses ne dépend pas d'un aussi grand nombre de facteurs que les huiles essentielles. Seuls le pays d'origine et l'état naturel de la pierre (sans coloration artificielle) jouent un rôle. La turquoise d'origine afghane est, par exemple, plus efficace que celle de Californie. Le traitement à la colophane, qui protège la turquoise des influences environnementales et lui permet de garder sa couleur, n'a aucune influence sur son efficacité thérapeutique.

Par contre, une calcédoine incolore qui est décapée dans un sel de métal alcalin et ensuite colorée par combustion, n'aura pas pour autant l'effet d'un onyx, malgré sa coloration noire, ou celui d'une cornaline malgré sa coloration rouge. Les contrefaçons fabriquées de cette manière sont inutilisables pour les nouvelles thérapies.

Après avoir découvert les correspondances entre les pierres précieuses et fleurs de Bach, Dietmar Krämer a recherché d'autres indices de leur effet thérapeutique. Pour ce faire, il a créé sa propre méthode expérimentale[i]. Celle-ci repose sur l'effet de résonnance. Il a ainsi réussi à faire des essais cliniques comme ceux habituellement pratiqués en homéopathie. Lors de ces essais sont apparus des symptômes psychiques ainsi que physiques. Les indications trouvées de cette manière s'avèrent être un véritable enrichissement pour la thérapie des fleurs de Bach. Ces pierres précieuses étant des équivalences archétypales, de la même manière que les fleurs de Bach, les états émotionnels négatifs connus pour les fleurs de Bach sont donc également valables pour elles.

---

i Voir Dietmar Krämer, «Neue Therapien mit ätherischen Ölen und Edelsteinen», Edition Ansata, Munich, p. 160 et suiv.

Exemple Honeysuckle:
On connait les états émotionnels négatifs suivants concernant la fleur de Bach : Nostalgique, vit davantage dans le passé que dans l'instant présent, montre peu d'intérêt pour l'actuel.

Concernant les indications de la pierre précieuse correspondante : Jaspe Héliotrope, Dietmar Krämer écrit, entre autres, ce qui suit :
Rejet total de la situation présente ; aversion à regarder l'environnement – frustration concernant le présent – colère par rapport à «l'ici et maintenant» – comportement agressif et insatisfaction – démangeaisons au palet – sentiment de pression à l'abdomen supérieur[8].

Un jour une dame âgée vient consulter Krämer et lui dit : « Je refuse de faire ma déclaration d'impôts. Si mon mari était encore en vie, je n'aurais pas à le faire.»

A première vue, on pense plutôt à la fleur Willow. Mais cette dame n'avait aucune amertume envers son destin. Cependant elle avait une aversion du présent et refusait d'accepter la situation actuelle. Pour cette raison les zones cutanées de Willow n'étaient pas du tout perturbées, contrairement aux zones cutanées de Honeysuckle.

Cet exemple décrit bien la manière dont les indications trouvées pour les pierres précieuses sont complémentaires aux états émotionnels négatifs des fleurs de Bach. Les symptômes physiques décrits pour les pierres précieuses ne sont néanmoins pas toujours présents. Si, par exemple, un patient se plaint d'un sentiment de pression dans l'abdomen supérieur, il faut simplement le prendre comme un indice pour regarder l'archétype de Honeysuckle de plus près et comparer les autres affections du patient avec l'ensemble des indications de la pierre.

Les indications trouvées concernant les pierres précieuses sont aussi valables pour les fleurs de Bach car elles appartiennent au même archétype. Tout comme les huiles, elles représentent une équivalence directe aux remèdes floraux à un autre niveau thérapeutique. Ainsi les émotions négatives qui définissent les fleurs de Bach sont aussi valables pour les huiles essentielles et les pierres précieuses qui leur correspondent[i]. Il suffit donc pour un thérapeute d'apprendre les indications des fleurs de Bach pour pouvoir conseiller les pierres précieuses et huiles essentielles. Ceci concorde à nouveau avec le vœu du Dr Bach : que la thérapie soit simple à appliquer.

7. Les niveaux thérapeutiques

a) Le niveau corporel – Le corps physique

Le corps physique, que l'on peut décrire par l'anatomie et la physiologie, est fait d'eau, de protéines, de lipides et de minéraux. Le corps doit recevoir ces éléments, tout comme l'air respiré, en permanence. Le corps est soumis à des interactions physiques et chimiques provenant de son environnement. Les performances qui en résultent peuvent grossièrement être définies comme métabolisme, croissance et reproduction. Tant que toutes les valeurs biologiques mesurables restent dans la norme, le terme de « santé » est utilisé, en dehors des normes, on parle de maladie.

---

[i] Vous pouvez trouver les correspondances entre les huiles essentielles et les fleurs de Bach dans « Neue Therapien mit ätherischen Ölen und Edelsteinen » Dietmar Krämer, Edition Ansata, Munich

Les thérapies efficaces au niveau corporel, visent à rétablir les paramètres physiologiques normaux. On compte parmi elles tous les produits pharmaceutiques fabriqués synthétiquement, toute la phytothérapie ainsi que toutes les thérapies manuelles et physiothérapies. Pour les médicaments qui agissent au niveau corporel, la règle qui prévaut est : « beaucoup aide beaucoup » et « trop est trop ». La limite de dosage d'un tel médicament se calcule par rapport à la taille et le poids du patient et ne doit pas être dépassé, par risque d'empoisonnement. Avec les physiothérapies, le métabolisme est stimulé, par exemple, par l'utilisation du froid et de la chaleur. Les thérapies manuelles rétablissent, entre autre, la mobilité du corps en utilisant par exemple la chiropraxie ou la gymnastique rééducative.

Toutes les méthodes de traitement du niveau corporel ont en commun d'être matériellement saisissables : La matière agit sur la matière.

b) Le niveau énergétique – Le corps éthérique

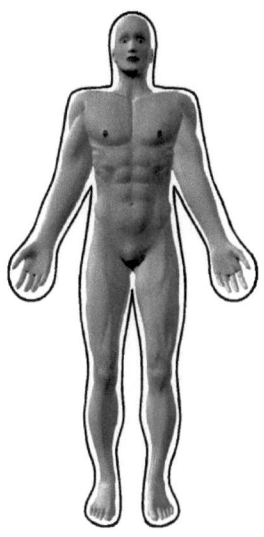

Ce corps est porteur de ce qu'on appelle « la force vitale », une énergie subtile, qui est connue dans presque toutes les cultures. Elle traverse complètement le corps physique et le dépasse d'environ un centimètre et demi à deux centimètres chez un individu en bonne santé. En cas de maladie, le corps éthérique est plus petit. Avec une méthode d'imagerie particulière, appelé photographie Kirlian, ce corps peut-être rendu visible et utilisé pour des diagnostiques énergétiques.

En médecine traditionnelle chinoise[i] cette force vitale est appelée Chi. Elle se compose de plusieurs parties (par exemple

---

i MTC en abrégé.

énergie alimentaire et énergie respiratoire[i]) et circule dans une direction prédéfinie à travers des canaux énergétiques appelés méridiens. Sur ces méridiens se trouvent les points d'acupuncture. A travers ces points, il est possible d'influer sur la circulation du Chi. Selon la MTC le Chi est polaire et se compose de parties *Yin* et *Yang*[ii]. Selon cette compréhension, la maladie est due à un déséquilibre de ces parties polaires. A l'aide de la diététique, de l'acupuncture, du traitement Moxa et de beaucoup d'autres, l'équilibre harmonieux entre le Yin et le Yang doit être rétabli.

Les formes de thérapie qui agissent sur le corps éthérique, interviennent à l'aide d'une stimulation, dans la régulation de l'énergie vitale. L'acupuncture le fait, entre autres, avec des aiguilles piquées au niveau des points d'acupuncture à la surface du corps. La thérapie du Shiatsu, elle, appuie manuellement sur ces mêmes points. Chaque stimulation doit être savamment dosée, afin d'éviter une sur-stimulation et des réactions excessives.

---

i   Il s'agit ici des composants subtils de la nourriture et de l'air respiré. L'énergie de la nourriture peut être visible avec la photographie Kirlian. L'énergie respiratoire est aussi connue du Yoga indien et est appelé Prana. Pour l'absorption de ces deux énergies, il faut ce que l'on appelle l'énergie héréditaire. On reçoit celle-ci lors de la fécondation, on ne peut pas la recevoir autrement et elle ne peut pas être remplacée par une autre énergie. L'épuisement de l'énergie héréditaire mène inévitablement à la mort, parce que le corps ne peut plus absorber aucune énergie alimentaire ni respiratoire.

ii Le Yin représente le principe féminin, plutôt passif et le Yang représente le principe masculin plutôt actif. Voir Dietmar Krämer, Neue Therapien mit Bachblüten 3, p. 20 et suiv.

c) Le niveau émotionnel – Le corps astral[i]

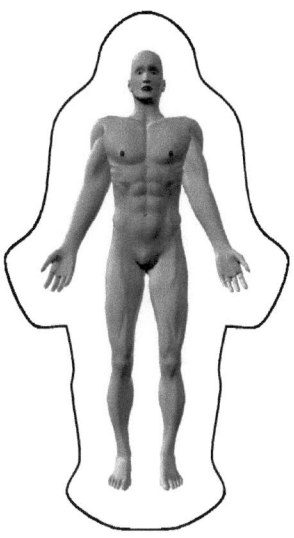

Le corps astral, souvent appelé « Aura », dépasse le corps physique de 10 à 15 cm. Il est constitué d'une masse ressemblant à un brouillard coloré, avec la caractéristique d'un champ statique. Les « pierres de construction » pour le corps émotionnel proviennent de l'environnement et sont absorbées par les chakras[9].

Le corps astral n'est pas une enveloppe protectrice, comme l'on dit souvent, mais un corps subtil, dans lequel nos émotions, négatives ou positives, ont leur origine. Ces émotions sont visibles sous forme de couleurs pour ceux capables de voir l'aura. Ainsi par exemple, la colère se montre rouge écarlate, et devient de plus en plus sombre jusqu'au noir quand elle se transforme en haine. L'amour se manifeste sous la couleur rose, la religiosité bleue, l'intellectualité jaune. Plus les émotions sont pures et désintéressées, plus les couleurs sont

---

i Egalement appelé corps émotionnel

claires jusqu'à des nuances pastels. Les tendances égoïstes, par contre, produisent des couleurs plus sombres jusqu'au noir. Ces couleurs peuvent changer très rapidement – selon les situations – parfois même instantanément. Par exemple, si une personne amoureuse se cogne la tête par inattention, la couleur rose prend à la vitesse d'un éclair une autre couleur – selon le changement de l'émotion. Ceci peut varier de la couleur framboise, pour le choc subi jusqu'au rouge écarlate, pour la colère éprouvée à cause de la douleur.

Pour utiliser la thérapie avec les fleurs de Bach il n'est pas nécessaire de pouvoir voir les couleurs de l'aura, car toutes les couleurs n'ont pas de correspondances archétypales. Le fait qu'un état émotionnel négatif déforme aussi les contours de l'aura est beaucoup plus important pour cette thérapie. Il est possible de sentir ces déformations comme des bosses, des creux ou même des trous[i]. Le niveau de déformation permet de déterminer le degré d'un état émotionnel négatif.

Les formes de thérapies qui agissent sur le corps émotionnel substituent une vibration manquante au patient. Puisque ce corps subtil à la capacité d'absorber et d'intégrer les vibrations en respectant la proportion de 1 pour 1, il ne peut jamais être surchargé. Si une vibration déjà présente est ajoutée, ceci n'a aucun effet parce que contrairement au corps éthérique, aucune régulation n'est affectée. Une vibration ne peut pas non plus être «stockée», telle que la graisse dans les tissus adipeux. Pour cette raison, il ne peut **jamais** y avoir de «crise thérapeutique» ou de réaction d'empoisonnement lors de l'utilisation des fleurs de Bach puisqu'il s'agit d'une substitution de vibration et non d'une stimulation quelconque.

---

i   Les trous dans l'aura peuvent être vus comme un «déficit vibratoire».

d) Le niveau mental – Le corps mental

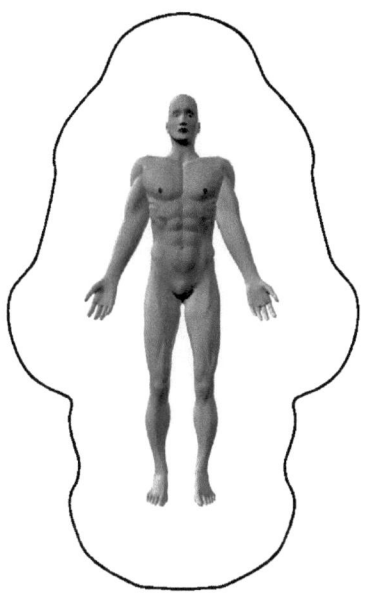

Le corps mental dépasse le corps physique de 20 à 30 cm. Puisqu'il est beaucoup plus subtil que le corps astral, il est très difficilement visible, même par ceux qui ont la capacité de voir l'aura. A première vue, le corps mental ressemble un peu au corps astral, mais en fait il est construit de façon très différente. Contrairement à l'aura émotionnelle, qui peut être comparée à un brouillard très fin et coloré, l'aura mentale est « quantifiée » : de minuscules « paquets quantiques » créent des structures et des constructions très fines qui incitent plutôt à comparer le corps mental à un cristal. Tout comme le corps émotionnel, il se procure son matériel de construction dans l'environnement à l'aide des chakras[9]. Les couleurs de l'aura mentale sont généralement plus claires et plus pastels que les couleurs du corps émotionnel et ne changent pas aussi rapidement. Des états d'âmes passagers et des changements d'humeur temporaires n'influent pas du tout sur ses couleurs. Par contre, les pensées avec lesquelles nous nous débattons sans cesse, produisent des changements durables dans les couleurs et structures fines de l'aura mentale. Elle porte nos pensées, idées et positionnements. Tous les schémas de pensées et concepts abstraits qui composent notre pensée consciente ont leur origine ici, de même que notre positionnement vis-à-vis de la vie et de nous-mêmes. Notre structure mentale définit aussi la façon dont nous interprétons les choses, c'est la base de notre vision du monde. Elle n'a rien à voir avec l'intelligence ou la logique et n'a aucun rapport avec nos émotions.

Ainsi les structures fines du corps mental dirigent en partie notre pensée. Et nos pensées influencent ces structures en retour – les deux sont interdépendantes. Contrairement à ce qui se dit parfois, il n'est pas possible d'absorber plus d'énergie mentale ou de construire plus de structures mentales en ayant de 'soi-disant' «bonnes pensées», le corps mental est seulement restructuré. Néanmoins, ce sont moins les «pensées» concrètes qui influencent ces structures que les intentions inconscientes et cachées qui y sont liées.

Le corps mental est le corps le plus subtil que nous pouvons traiter. Une thérapie qui agit à ce niveau, doit être capable de déplacer les paquets quantiques de façon archétypale sans intervenir dans le libre arbitre. Les pierres précieuses ont cette capacité. Elles ont une sorte «d'énergie». Mais cette «énergie» n'a pas d'attribut comme par exemple le yin et yang de l'énergie du Chi. Les 38 pierres guérisseuses classifiées par Mr Krämer sont capables de restructurer énergétiquement le corps mental. Selon la «force» ou mieux «l'énergie» de la pierre guérisseuse, plus ou moins de «paquets quantiques» sont déplacés. Et ainsi, des concepts, des structures et des schémas mentaux négatifs sont dissouts. Dans ce cas, il ne s'agit pas d'une résorption de proportion 1 pour 1 de l'énergie, telle que dans le corps émotionnel. Il est donc possible qu'une surcharge[i], à cause d'une utilisation inappropriée[ii], survienne dans le corps mental, ce qui ne peut jamais arriver dans le corps astral avec les fleurs de Bach.

L'effet des pierres précieuses peut encore être amplifié avec les 12 métaux assignés par Dietmar Krämer aux rails des fleurs de Bach. Ceci fonctionne néanmoins uniquement en lien avec les chakras[9]. Un thérapeute soigneusement formé peut, en utilisant les pierres guérisseuses de cette façon, guérir avec succès des douleurs aigües en quelques minutes.[iii]

8. Conséquences thérapeutiques

Les conséquences thérapeutiques qui découlent de toutes ces règles, (zones cutanées des fleurs de Bach, liens entre les fleurs, effet de rail, niveaux thérapeutiques), concernent surtout le traitement de troubles chroniques. Puisque dans ces cas il faut respecter la totalité des rapports nommés ci-dessus, Dietmar Krämer a créé le terme de «Nouvelles Thérapies avec les Fleurs de Bach».

Le diagnostic et le traitement des problèmes aigus sont devenus beaucoup plus faciles grâce à la topographie des zones

---

i Ceci arrive souvent à cause d'un conseil erroné «d'utilisation des pierres durant la nuit» dont j'aimerais ici avertir. Voir chapitre 3, Utilisation des pierres précieuses, p. 118 et suiv.
ii Voir chapitre 3, Utilisation des pierres précieuses, p. 118 et suiv.
iii Voir Dietmar Krämer/Hagen Heimann, Neue Therapien mit Bach-Blüten, ätherischen Ölen, Edelsteinen, Farben, Klängen und Metallen, Edition G. Reichel, Weilersbach, p.95 et suiv.

cutanées des fleurs de Bach et encore plus variés avec en complément les huiles essentielles et pierres précieuses. Dans les cas aigus, leur effet est équivalent à celui des fleurs de Bach et ils peuvent être utilisés de la même manière.

Exemple 1 :
Imaginons qu'un artiste se plaint d'un sentiment d'oppression dans le ventre (le trac). La zone de Larch au niveau de l'abdomen supérieur va présenter un trou. Ensuite, peu importe que l'on utilise la fleur de Bach Larch, la pierre précieuse correspondante (Agathe mousse) ou l'huile essentielle correspondante (Bayfruit) pour le traiter, car ces trois remèdes peuvent tous calmer le trac et les symptômes qui y sont liés.

Lors du traitement des troubles chroniques[i], il faut traiter l'état émotionnel négatif au niveau thérapeutique où il s'est manifesté. Il est alors nécessaire de compléter la prise des fleurs de Bach avec les pierres précieuses ou les huiles essentielles correspondantes, si celles-ci sont indiquées. Dans le cas contraire, seule une légère amélioration sera obtenue ou bien – comme très souvent – ni l'état émotionnel négatif ni les autres symptômes ne seront améliorés.

Exemple 2 :
Pour les sentiments de culpabilité, la fleur de Bach Pine est toute indiquée. A l'aide du toucher de l'aura[ii] ce diagnostic peut être confirmé : toutes les zones de Pine sont perturbées. Imaginons maintenant qu'un tel patient prenne pendant plusieurs mois, un mélange de fleurs qui contient, entre autres,

---

i   Voir chapitre 4, déroulement de la thérapie, p. 127 et suiv.
ii Voir chapitre 2, méthodes sensitives de diagnostic, toucher de l'aura, p. 91 et suiv.

la fleur Pine. Sa mauvaise conscience ne change pas du tout. Par contre, sur la même période, les autres fleurs s'améliorent continuellement. La fleur Pine donne alors l'impression d'être sans effet. Et ce, même s'il est possible de vérifier à chaque fois, grâce au toucher de l'aura, que le diagnostic est exact. Mais si la pierre correspondante (Lapis Lazulite) est prescrite, le sentiment de culpabilité disparaitra en quelques semaines.

Si, pour le même patient, la culpabilité s'aggrave, il faudra donner l'huile essentielle (Perubalsam) en complément.

Les niveaux thérapeutiques suivent une règle qui ressemble à l'effet de rail[i]. Celui-ci affirme que: «ce qui est en profondeur» fait ressortir «ce qui est plus en surface». Le «en profondeur» correspond ici aux pierres précieuses, qui sont plus subtiles que les fleurs de Bach et agissent sur le corps mental. Les huiles essentielles font effet, comme les fleurs de Bach, au niveau du corps émotionnel, mais sont un peu plus denses.

La présentation suivante permet de visualiser ce fait:

> Huile essentielle
> Fleur de Bach
> Pierre précieuse

Cela ressemble à la présentation d'un rail de fleurs de Bach:

> Fleur de décompensation
> Fleur de compensation
> Fleur de communication

---

i Voir chapitre 1, le fonctionnement des rails, l'effet de rail p. 50 et suiv.

Cette présentation explique pourquoi un état peut empirer lors de la prise d'une fleur, quand il y a besoin de l'huile essentielle correspondante. Inversement, l'état ne peut pas s'améliorer quand il y a besoin de la pierre.

Contrairement à l'effet de rail, **il n'existe pas** de hiérarchie concernant l'effet de niveau thérapeutique tel que c'est le cas entre les fleurs d'un même rail. Il peut arriver, au cours de la thérapie, qu'au sein du même archétype, l'huile essentielle, la pierre précieuse et la fleur de Bach réagissent en alternance[i]. Une telle réaction n'existe pas concernant les rails.

Il arrive parfois, dans certains cas très rares, que malgré la complémentation de la fleur respective par l'huile essentielle correspondante, l'état s'aggrave. Le problème se situe alors à un niveau énergétique encore plus dense[ii]. Les thérapies indiquées dans ces cas extrêmement rares, sont de boire de l'eau activée par une couleur ou de chanter le son de résonnance du rail de fleurs de Bach correspondant.

Vue d'ensemble des corps subtils et de leurs possibilités thérapeutiques:

Niveau Mental («Corps mental»)	Lithothérapie (pierres précieuses)
Niveau émotionnel («Corps astral»)	Thérapie des fleurs de Bach Aromathérapie

---

i Le changement se manifeste généralement au bout de 2–6 semaines.
ii Seul un diagnostic sensitif très particulier peut confirmer cette hypothèse. Ceci nécessite la maitrise parfaite du test de résonnance.

Niveau énergétique	Chromothérapie (couleurs)
(«Corps éthérique»)	Sonothérapie (sons)

Pour le traitement des problèmes chroniques, il faut prendre en compte tous ces aspects, sinon le succès thérapeutique reste incertain. Il est donc d'une nécessité absolue d'identifier et de prendre en compte l'ensemble des différentes réactions au niveau des corps subtils, c'est-à-dire, «l'effet de niveau thérapeutique».

Certains prétendent que Dietmar Krämer a rendu la thérapie des fleurs de Bach plus compliquée, ceci n'est pas exact. Tout d'abord, il n'était auparavant pas possible du tout de traiter efficacement les problèmes chroniques avec les fleurs de Bach. Et ensuite, la façon de procéder est devenue plus précise et plus systématique. Il est ainsi beaucoup plus facile de faire un mélange, à l'aide de la fiche d'évaluation où la présentation permet de visualiser l'effet de rail au premier coup d'œil. Les réactions éventuelles lors de la prise des fleurs sont ainsi plus faciles à évaluer et la correction d'un mélange relativement simple. La fiche d'évaluation permet aussi un suivi objectif du déroulement de la thérapie. La prise en compte de «l'effet de niveau thérapeutique» est elle aussi très simple, car il se vérifie par le toucher de l'aura au niveau des zones cutanées. De plus, le diagnostic effectué suite à la consultation verbale peut être objectivement vérifié grâce aux méthodes de tests développées par Dietmar Krämer (test de l'aura au niveau des zones cutanées, test des lignes lunaires, diagnose des chakras[i]).

---

[i] Voir Dietmar Krämer, Neue Therapien mit Farben, Klängen und Metallen, Edition Ansata, p. 216 et suiv.

CHAPITRE 2

Diagnostic

1. L'Anamnèse

La « simplicité de la thérapie », chère au Dr Edward Bach se retrouve aussi dans la pose du diagnostic. Lors de sa dernière conférence publique en septembre 1936 à Wallingford, Angleterre, Bach disait :

« L'important n'est pas la maladie, mais seulement le patient, son état émotionnel prédominant et sa personnalité ... Les changements de notre état émotionnel nous donnent des indices clairs sur l'essence nécessaire, et ceci souvent longtemps avant qu'apparaissent les problèmes physiques. »[10]

La prescription des essences florales de Bach se fait selon les indications – les états émotionnels négatifs, qu'elles représentent. Le diagnostic s'établit lors d'un entretien avec le patient[i]. Au sein des « Nouvelles Thérapies avec les fleurs de Bach » d'autres méthodes de diagnostic complémentaires viennent le compléter, comme par exemple le toucher de l'aura et le test de couleur des fleurs de Bach. Le but étant de détecter tous les états émotionnels négatifs qui sont responsables des troubles dont le patient se plaint. L'entretien est l'outil de diagnostic le plus important car il fait également entièrement partie de la thérapie. Dans l'interaction avec le thérapeute, le patient fait part, entre autres, des choses pesantes

---

i Pour les nourrissons et enfants en bas âge, l'entretien a lieu avec les parents.

pour lui. Ce faisant il prend conscience de ce qu'il aimerait changer en lui.

Une prescription de fleurs de Bach sans entretien de diagnostic est impensable. Tout d'abord, il n'existe pas d'autre possibilité de diagnose qui détecte tous les états émotionnels négatifs du patient et ensuite cela serait une violation grave du libre-arbitre du patient[i].

a) Déroulement de l'entretien

Chaque diagnostic commence par une anamnèse spontanée, qu'il s'agisse de troubles aigus ou chroniques n'a pas d'importance. Si le patient se plaint de souffrances corporelles ou de gênes émotionnelles est également sans importance.

Il faut noter tous les problèmes corporels, car leurs localisations ou trajets douloureux peuvent donner des indications sur les zones cutanées perturbées ou sur les trajets des méridiens d'acupuncture. Si les symptômes apparaissent à une heure précise ils indiquent, grâce à l'horloge circadienne[ii] des méridiens d'acupuncture, que le rail de fleurs de Bach associé est perturbé.

Il est important de noter les problèmes émotionnels dans leur contexte. Ces notes sont très importantes pour le choix du mélange de fleurs de Bach à prescrire maintenant, mais aussi pour le suivi thérapeutique. Lors d'une prochaine visite de suivi, le patient ne pourra se reconnaitre que dans les termes qu'il a lui-même utilisés pour donner des informations concernant l'amélioration de ses états émotionnels négatifs.

---

i   Voir chapitre 5, Ethique dans la thérapie, p. 161 et suiv.
ii Voir chapitre 2, l'horloge circadienne, p. 88.

Après l'anamnèse spontanée[i], l'entretien se poursuit à l'aide du questionnaire[ii] développé par Dietmar Krämer. Le questionnaire sert à parler des émotions non encore détectées ou dont le patient n'a pas encore parlé puisqu'elles ne jouent apparemment pas de rôle dans sa maladie.

Ensuite, les méthodes de diagnostic complémentaires sont utilisées pour combler d'éventuels manques dans l'entretien. Les tests sensitifs permettent ainsi de déterminer les compléments thérapeutiques (pierres précieuses, huiles essentielles).

b) Technique d'entretien
L'entretien avec le patient doit avoir lieu dans un endroit calme et dans une atmosphère sans dérangements. Les bruits dérangeants tels que sonneries de téléphone[iii] ou répondeurs automatiques sont à éviter. Pendant ce laps de temps, le thérapeute ne doit s'occuper que d'un seul patient[iv]. Si l'anamnèse a lieu au sein de la famille ou chez des amis, il faut s'assurer que personne n'entre dans la « salle d'entretien » à ce moment.

Dans la pratique quotidienne la durée suivante s'est avérée appropriée pour les « entretiens fleurs de Bach » :

Pour un premier entretien concernant des problèmes chroniques :
• Adultes : une heure et demie à deux heures

---

i Lors de cas aigus, l'entretien avec le questionnaire n'est pas nécessaire, puisque l'état émotionnel négatif responsable des souffrances actuelles est évident et peut être identifié lors de l'anamnèse spontanée.
ii Le questionnaire se trouve dans le premier tome de « Nouvelles thérapies avec les fleurs de Bach ».
iii Les téléphones portables doivent être éteints.
iv Les « rendez-vous doubles » pratiqués pour certains types de thérapies, ne doivent pas avoir lieu pendant le temps de l'entretien.

- Enfants : une heure à une heure et demie

Rendez-vous de suivi :
- Adultes : environ une heure
- Enfants : environ 45 minutes

Problèmes aigus :
- Entre 5 – 15 minutes

Chaque entretien commence avec une « question ouverte » qui donne au patient la possibilité de formuler ses malaises et difficultés avec ses propres mots.

Exemples de « questions ouvertes » :
- « Comment ça va ? »
- « Qu'est-ce qui vous amène ? »
- « Comment allez-vous depuis notre dernier rendez-vous ? »
- « Qu'est qui a changé depuis notre dernier entretien ? »

La personne interrogée ne doit pas être interrompue pendant son récit. Si sa déclaration n'est pas assez spécifique pour déterminer une fleur de Bach, le thérapeute doit poser une question « ciblée et neutre ». Il faut éviter une question suggestive ainsi qu'une question fermée à réponse « oui-non » afin que le patient puisse répondre le plus librement possible.

Exemple :
Patient : *« J'ai peur de notre déménagement. »*

Dans ce cas, la fleur dont le patient a besoin, n'est pas clairement définissable. Le thérapeute doit poser une question « ciblée et neutre ».

Questions possibles du thérapeute :
- « Un déménagement – de quoi avez-vous peur ? »
- « Vous avez peur de votre déménagement ? »
- Ou simplement : « pourquoi ? »

Il est important que le thérapeute écoute sans apriori ce que le patient raconte et ne tire pas de conclusions hâtives. Ce serait une erreur thérapeutique de **ne pas** poser la question précisant la cause véritable de la peur du patient et de simplement noter la fleur « Mimulus », puisque celle-ci représente les peurs précises. Ce faisant la fleur réellement indiquée resterait négligée.

Une autre erreur serait de demander : « avez-vous peur parce que vous êtes quelqu'un de craintif ? » Ceci est une question fermée le patient ne peut plus répondre librement. Le patient pourrait de plus se sentir mal compris ce qui perturberait la relation patient-thérapeute. Il est donc préférable de poser des « questions ouvertes ».

Patient : *« j'ai peur de mon déménagement »*
Thérapeute : *« De quoi avez-vous peur ? »*
Patient : *« J'ai peur que ça se passe mal, il y a toujours des choses qui se cassent quand on déménage. »*

La fleur de Bach Gentian (attente négative) est à présent clairement reconnaissable.

D'autres fleurs de Bach pourraient être concernées, par exemple :
- Gorse (« J'ai déjà déménagé plusieurs fois, à chaque fois il y a eu des problèmes. »)

- Larch (« Je ne pense pas être capable de conduire la camionnette. »)
- Walnut (« Ce n'est pas moi qui voulait déménager, c'est mon conjoint »)
- Elm (« J'ai peur de toutes ces choses à faire ; le déménagement m'apparait comme une montagne insurmontable. »)

Souvent, lorsque le terme de « peur » est utilisé, le thérapeute cherche uniquement les fleurs avec le terme « peur » dans leur description. En suivant ce principe, seuls Mimulus (peurs précises) ou Aspen (peurs vagues, non définis) seraient conseillées. L'auditeur oublie de considérer que le langage courant n'est pas toujours très précis. Le terme de « peur » est utilisé pour de nombreux états émotionnels qui, en fait, concernent un autre archétype. Seulement en replaçant les choses dans leur contexte – comme dans l'exemple ci-dessus – il est possible de déterminer de quel état émotionnel négatif il s'agit réellement. Ci-dessous, d'autres exemples :

« J'ai peur d'aller sur scène – de parler devant tous ces gens. »
Ce que le patient voudrait dire est, qu'à cause de son manque de confiance en lui il a le trac, et a donc besoin de la fleur de Bach Larch.

« J'ai peur de ne pas prendre la bonne décision, je préfère demander l'avis de mon mari. »
La bonne fleur ici n'est ni Mimulus, ni Scleranthus (être déchirée), mais Cerato, à cause du manque de confiance en sa propre capacité de jugement.

« *J'ai peur de prendre l'avion.* »
Ici non plus ce n'est pas Mimulus qui est indiqué, mais Rock Rose (peur d'être impuissant si l'avion s'écrase).

« *J'ai peur du dentiste* »
Cette déclaration du patient concerne réellement la fleur Mimulus, car il s'agit d'une peur très concrète d'avoir mal quand le dentiste perce.

Comme le montrent les exemples ci-dessus, l'archétype Mimulus n'est pas toujours indiqué, même quand le patient parle de choses apparemment concrètes dont il a « peur ».

La « peur des choses vagues, non définies » est représentée par la fleur de Bach Aspen. Elle est clairement distincte de Mimulus (peur précise et définissable).

Par exemple, lorsqu'un enfant dit : « *j'ai peur dans le noir* », il est presque évident qu'il s'agit de la fleur Aspen parce que le noir n'est pas une chose « concrète » mais une chose « vague ». L'exactitude de cette supposition se laisse uniquement vérifier en posant des questions ciblés.

Patient (enfant) : « *J'ai peur dans le noir.* »
Thérapeute : « *Pourquoi as-tu peur dans le noir ?* »
Patient (enfant) : « *J'ai peur du méchant homme.* »
Thérapeute : « *De quel méchant homme ?* »
Patient (enfant) : « *Celui que j'ai vu à la télé.* »

En posant des questions ciblées, la supposition qu'il s'agit d'Aspen n'a, dans ce cas, pas été confirmée. Ici, l'enfant a besoin de Mimulus, car il s'agit d'une peur concrète de « **Cet** homme méchant de la télé ». L'enfant a réellement vu cet homme et a observé «*qu'il fait des choses terribles*». Dans ce cas, il est sans importance qu'il s'agisse d'un acteur de télé. Si l'enfant avait dit: «*Maman m'a lu une histoire avec un méchant homme, je l'imagine terrible*», il s'agirait d'Aspen parce que l'enfant le voit dans son imagination.

Lors d'un entretien, il arrive souvent que des fleurs apparemment «contradictoires» soient indiquées. C'est par exemple le cas si le patient se montre très sûr de lui et à la limite de la tyrannie dans une situation, et complètement soumis et incertain dans une autre.

Exemple (fille, 12 ans):
«*J'adopte toujours l'avis de ma copine, même si mon opinion à moi est différente.*»
«*Ils ont embêté une fille dans ma classe; elle était désespérée. Alors je suis intervenue pour la défendre et ensuite je l'ai consolée.*»

D'un coté, elle adopte l'avis de sa copine, pour s'attirer ses faveurs (Centaury), mais elle est aussi capable d'intervenir et défendre les autres, quand elle pense qu'ils sont traités de façon injuste (Vervain).

Souvent le patient décrit des situations où plusieurs fleurs sont indiquées en même temps.

Exemple (homme, 42 ans):
Parfois j'ai des phases d'épuisement physique et mental; dans ces moments je continue pour dépasser le coup de barre, je ne fais pas de pause, et continue de travailler.

Les deux fleurs indiquées sont Olive (épuisement total physique et mental) et Oak (va souvent au-delà de ses forces).

Exemple (homme, 43 ans) :
« Je me suis laissé convaincre d'aller à un barbecue alors que je ne voulais pas, puis j'en avais assez. Alors j'ai tapé du poing sur la table et j'ai dit ce que je pensais à tout le monde ; j'ai regretté après coup. »

Dans ce récit, le patient a décrit un rail de fleurs de Bach dans sa totalité :
- Centaury – il s'est laissé convaincre, alors qu'il n'en avait pas envie (manque de démarcation par rapport à la volonté d'autrui ; a du mal à dire « non »)
- Holly – il tape du poing sur la table et dit ce qu'il pense à tout le monde (démarcation agressive)
- Pine – ensuite il a des regrets (sentiment de culpabilité)

Au cours de ma pratique, j'ai assez souvent observé le fait qu'un patient décrive un rail de fleurs de Bach en entier. Il est intéressant de constater qu'aucun de ces patients n'avait lu de livres concernant les fleurs de Bach ou encore sur les rails des fleurs de Bach.

En dehors de ce que le patient dit, le thérapeute doit également observer son comportement pendant l'entretien. Si par exemple le patient semble être :
- Timide (Larch – respect excessif devant une autorité)
- Distant (Water Violet – pense être supérieur au thérapeute)
- Trop aimable (Centaury – grand besoin de reconnaissance)
- Envahissant (Heather – besoin exagéré de communiquer avec un comportement très importun)

- Déconcentré (Clematis – rêveur/ Chestnut Bud – toujours deux pas d'avance dans les pensées)
- Epuisé (Olive – physiquement et mentalement épuisé)
- Agité (Impatiens – impatient, agité)

Cette observation sert uniquement d'indice pour identifier les fleurs nécessaires.

c) Utilisation de la fiche d'évaluation

Le thérapeute écrit mot pour mot tout ce que le patient dit[i]. En même temps, il faut qu'il reconnaisse et note les fleurs correspondantes aux états émotionnels négatifs décrits. Les fleurs sont ensuite colorées, ceci est nécessaire pour l'évaluation qui va suivre. La coloration se fait selon l'intensité de chaque état émotionnel négatif du patient et selon les critères suivants :
- Fortement prononcé (bleu)
- Moyennement prononcé (vert)
- Faiblement prononcé, latent ou seulement soupçonné (jaune)

L'évaluation de la «force d'un état» est une question de jugement, qui repose sur l'expérience et la connaissance humaine du thérapeute. L'âge, la profession et la position sociale du patient jouent ici un certain rôle qu'il faut prendre en considération.

Exemples :
«J'ai peur d'aller à la cave la nuit, alors je chante toujours une chanson.»

---

i Lors du premier entretien concernant les cas chroniques, il faut compter entre 4–8 pages en format A4.

Si cette affirmation vient d'un enfant de six ans, on dirait que c'est « moyennement prononcé ».

Par contre concernant un homme de 36 ans, on qualifiera cet état émotionnel négatif de « fortement prononcé ».

« J'ai peur de parler devant beaucoup de gens. »

Pour une fille qui pour la première fois doit faire un exposé devant la classe, on le considéra pour moyennement prononcé. Par contre, pour un professeur avant une réunion de parents, ce sera fortement prononcé.

« Je m'inquiète de savoir si je vais garder mon emploi encore longtemps ».

Concernant un employé dont l'entreprise se trouve en cours de plan social, ce sera évalué faible- à moyennement prononcé. Si c'est dit par un fonctionnaire titulaire qui ne peut être licencié, on le jugera fortement prononcé.

Les fleurs notées à cause de l'attitude du patient ou sur simple présomption, seront évaluées « latent ou seulement soupçonné ».

A la fin de l'anamnèse les fleurs marquées par les différentes couleurs sont reportées dans la fiche d'évaluation[i]. Elles serviront de base pour la suite de la thérapie. Il arrive souvent, que certaines fleurs apparaissent à plusieurs reprises dans les remarques du patient et sont marquées d'une couleur différente à chaque fois. Dans ce cas, c'est toujours la couleur « le plus

---

i voir annexe, p. 214.

fortement prononcée» qui est reportée dans la feuille d'évaluation et non celle qui apparait le plus souvent.

Résumé des tâches du thérapeute au cours de l'anamnèse:
- Noter les déclarations du patient mot pour mot
- Concernant les fleurs indiquées pour les états émotionnels négatifs, savoir:
  1. Reconnaitre la fleur
  2. Noter la fleur
  3. Marquer la fleur avec la couleur concernée
- Reporter les fleurs marquées dans la fiche d'évaluation

Le thérapeute doit s'abstenir de prises de position personnelles concernant les préférences, aversions, ou le comportement quotidien du patient. Il ne sera d'aucune aide pour un patient qui a peur de déménager, de le conforter dans son pessimisme, ni de nier ses difficultés. La seule chose qui peut l'aider dans ce cas sera la fleur de Bach Gentian (attente négative) et éventuellement la pierre précieuse ou l'huile essentielle correspondantes.

2. Méthodes de diagnostic complémentaires

Après l'entretien avec le patient, suivent les méthodes de diagnostic complémentaires qui se divisent en méthodes archétypales et méthodes liées aux rails.

Les méthodes archétypales sont des tests sensitifs en relation avec les zones cutanées des fleurs de Bach, tels que le toucher de l'aura et les tests dans l'aura concernant les compléments thérapeutiques (pierres précieuses et huiles essentielles) avec le «test de résonnance». Les résultats de ces tests sont toujours directement en rapport avec un seul archétype.

Les méthodes complémentaires de diagnostic liées à un rail, comme par exemple le test de couleurs des fleurs de Bach et l'horloge circadienne, se rapportent quant à elles à un rail entier de fleurs de Bach – et non à une seule fleur. Le thérapeute peut s'en servir uniquement comme indication pour la suite de son diagnostic.

a) Méthodes de diagnostic concernant les rails
Dietmar Krämer a découvert que chaque méridien d'acupuncture a sa correspondance dans un rail de fleurs de Bach[i]. Grâce à ce lien, il est possible qu'un constat concernant les méridiens obtenu grâce aux techniques de diagnostic en acupuncture, puisse être inclus dans le diagnostic des fleurs de Bach.

Les indications facilement utilisables pour la suite du diagnostic des fleurs de Bach sont issus de :
- L'horloge circadienne des méridiens d'acupuncture
- Le tracé des méridiens d'acupuncture[ii]

Le bilan des méridiens obtenus grâce au diagnostic du pouls en médecine traditionnelle chinoise peut également être pris en compte. Cependant, cette méthode pour laquelle il faut savoir distinguer 28 types de pouls différents s'apprend uniquement avec un maitre expérimenté et nécessite plusieurs années d'apprentissage.

---

i Dietmar Krämer, « Neue Therapien mit Bach-Blüten 3 » Edition Ansata, Munich.
ii L'évaluation des problèmes corporels et des tracés de méridiens nécessite la pratique du toucher de l'aura. Il est décrit dans la section le concernant.

L'horloge circadienne

L'énergie vitale « Chi » irrigue la totalité du système des méridiens comme une vague d'énergie une fois toutes les 24 heures. Chaque méridien porte ainsi pendant 2 heures le maximum de cette vague. Pendant cet effort, les dysfonctionnements se montrent plus clairement. Les problèmes qui apparaissent toujours à la même heure, indiquent un dysfonctionnement du méridien ainsi que du rail de fleurs de Bach correspondant.

Les horaires de l'horloge circadienne[i] :

01h00 – 03h00	Méridien Foie ⇨ Rail-Impatiens
	+ fleur extérieure Aspen
03h00 – 05h00	Méridien Poumon ⇨ Rail-Chicory
	+ fleur extérieure Walnut
05h00 – 07h00	Méridien Gros Intestin ⇨ Rail-Clematis
07h00 – 09h00	Méridien Estomac ⇨ Rail-Gentian
09h00 – 11h00	Méridien Rate/Pancréas ⇨ Rail-Cerato
11h00 – 13h00	Méridien Cœur ⇨ Rail-Vervain
	+ fleur extérieure Star of Bethlehem
	+ fleur de base Larch
13h00 – 15h00	Méridien Intestin Grêle ⇨ Rail-Agrimony
15h00 – 17h00	Méridien Vessie ⇨ Rail-Centaury
17h00 – 19h00	Méridien Rein ⇨ Rail-Mimulus
	+ fleur extérieure Elm
19h00 – 21h00	Méridien Maitre du Cœur ⇨ Rail-Water Violet

---

[i] L'heure locale est toujours la référence. Règle de base : « le soleil au zénith = plein dans le cœur ».

21h00 – 23h00	Méridien Triple Réchauffeur ⇨ Rail-Rock Rose
	+ fleur extérieure Star of Bethlehem
	+ fleur de base Larch
23h00 – 00h00	Méridien Vésicule Biliaire ⇨ Rail-Scleranthus

Exemple :
Un patient, 34 ans, se plaint d'être tellement fatigué, qu'il est obligé de s'allonger, tous les jours vers 17h. Selon l'horloge circadienne ceci indique le méridien Vessie. A ce méridien correspond le rail de Centaury avec les fleurs :
- Centaury (manque de démarcation par rapport à la volonté d'autrui – a du mal à dire « non »)
- Holly (démarcation agressive)
- Pine (sentiment de culpabilité)

Si aucune de ces fleurs n'est marquée dans la feuille d'évaluation du patient, le thérapeute doit poser des questions ouvertes, précises et ciblées au patient concernant ces fleurs.

Concernant le cas cité ci-dessus, le patient précisa, suite à la question posée, qu'il travaillait comme mécanicien et passait souvent les week-ends à réparer les voitures de ses amis et des amis de ses amis, parce qu'il était incapable de dire «non» (Centaury). Grâce à l'indication de l'horloge circadienne, il était possible ici de déterminer le rail de fleurs de Bach correspondant et la fleur en particulier dans la suite de l'entretien. De plus, le patient se plaignait de fatigue uniquement vers 17h. Ce phénomène coïncidant fut le seul qui permit la découverte du problème Centaury par le thérapeute. Dans ce cas, aucune des « fleurs d'épuisement » (Hornbeam – épuisement suite à un surmenage mental et Olive – épuisement physique total) ne correspondait.

Malgré tout, le diagnostic par l'horloge circadienne a une limite : Elle est utile seulement si les problèmes se manifestent toujours à la même heure.

Le test de couleurs des fleurs de Bach[i]
Une autre méthode de diagnostic liée aux rails est le test de couleurs des fleurs de Bach, développé par Dietmar Krämer. Ce test spécifique de couleurs repose sur sa découverte des « couleurs de résonnance des méridiens »[ii]. L'utilisation de cette méthode est très facile et demande peu de connaissances préalables. Il faut seulement faire attention d'effectuer ce test sous une lumière naturelle. Les sources de lumière artificielle (notamment les tubes de néon et les ampoules économiques) peuvent changer les nuances des couleurs et rendre le résultat du test inutilisable.

Le thérapeute montre au patient un nuancier en lui demandant d'indiquer spontanément la couleur qu'il préfère, celle qu'il préfère en deuxième et celle qu'il aime le moins ou pas du tout. Les couleurs qu'il préfère sont secondaires. Il s'agit en général des rails de fleurs de Bach dont les concepts émotionnels négatifs ont déjà été abordés lors de l'anamnèse.

La couleur la moins aimée est en fait celle qui compte. Elle représente les concepts émotionnels négatifs que le patient

---

i Disponible chez Isotrop®-Versand, Frankfurter Str. 155, D-65520 Bad Camberg.
ii Lors de ses travaux de recherche concernant les liens entre les méridiens d'acupuncture et les rails des fleurs de Bach, Dietmar Krämer a aussi découvert douze couleurs et sons correspondant sur un autre niveau thérapeutique.

n'aime pas aborder. Pendant l'entretien, s'il en parle, il ne les abordera qu'en périphérie. Il peut tout à fait arriver qu'un patient nie catégoriquement avoir jamais eu un tel état émotionnel négatif. Dans ce cas, le thérapeute notera ses fleurs « soupçonnées » et gardera un œil dessus lors des entretiens de suivi.

Le test de couleurs des fleurs de Bach doit être effectué lors du premier entretien. Le second test doit être espacé d'au moins cinq ou six entretiens de suivi car le résultat obtenu ne changera pas aussi rapidement.

b) Méthodes de diagnostic archétypales

Les méthodes de diagnostic archétypales sont liées à la topographie des zones cutanées des fleurs de Bach. Ces zones permettent, à l'aide du toucher de l'aura, de vérifier si une fleur en question est vraiment nécessaire. Si c'est le cas, une « déformation » se trouve à l'endroit de la zone cutanée[i] concernée. En plus, grâce à une méthode de test développée par Dietmar Krämer qui repose sur « l'effet de résonance », il est possible de déterminer si le patient a besoin d'un complément thérapeutique. Les zones testées peuvent par exemple indiquer le besoin de l'huile essentielle ou de la pierre précieuse correspondante.

Toucher de l'aura

Le toucher de l'aura est la seule méthode qui permette de diagnostiquer une déformation de l'aura à l'endroit d'une zone cutanée. Il sert ainsi à :
- Confirmer l'anamnèse
- Diagnostiquer des zones « actives » et « muettes » lors de problèmes corporels

---

i Voir chapitre 1, Les zones cutanées des fleurs de Bach p. 53 et suiv.

Confirmer l'anamnèse
Il peut arriver, dans de rares cas, que même après une anamnèse approfondie, le thérapeute ne puisse pas clairement déterminer quelle fleur correspond aux affirmations données par le patient.

Exemple :
Patient : « *Quand j'arrive à la maison après huit heures de travail au bureau, je suis tellement épuisé que je dois me coucher pendant une heure.* »

Ici les deux fleurs concernées sont :
- Olive (épuisement physique et mental)
- Hornbeam (fatigue et épuisement suite à une surcharge intellectuelle)

Grâce au toucher de l'aura, le thérapeute peut tester une zone cutanée de Hornbeam ainsi qu'une zone d'Olive pour vérifier laquelle des deux est perturbée. Avec cette méthode de diagnostic il est possible de confirmer l'anamnèse.

Les zones actives et muettes
Généralement on distingue deux types de zones cutanées de fleurs de Bach perturbées :
- Les zones actives manifestent des symptômes physiques, tels que douleurs, troubles de la sensibilité (par exemple fourmillement ou démangeaisons), éruptions cutanées ou une sensibilité au toucher, qui signalent un besoin thérapeutique.
- Les zones muettes ne manifestent aucun trouble localisé, bien qu'elles soient perturbées. Ces zones peuvent uniquement être identifiées par les tests sensitifs.

Des douleurs situées à un endroit du corps ne sont néanmoins pas une indication certaine que la zone cutanée est perturbée. Il y a trois possibilités dans ce cas :
1. La zone cutanée à l'endroit douloureux est réellement perturbée, ce qui est vrai dans environ 85 % des cas.
2. Les troubles sont provoqués par une zone perturbée au niveau de la colonne vertébrale. En passant par le segment rachidien les douleurs se manifestent sur le devant du corps.
3. Le méridien d'acupuncture qui passe à cet endroit est responsable des douleurs. La zone muette responsable se trouve à un tout autre endroit du corps. Elle appartient à une fleur en relation avec ce méridien.

Les trois exemples suivants serviront à clarifier ces faits :

Exemple du cas 1. :
Une patiente se plaint d'un sentiment de culpabilité et de ressentir des douleurs à l'estomac au niveau de la zone de Pine. Dans une dispute, elle a dit certaines choses à sa voisine qu'elle regrette beaucoup. Elle a remarqué que cette dame s'est sentie blessée et maintenant elle se torture avec un sentiment de culpabilité. Les troubles sont apparus après cette altercation.

Ici le récit du patient laisse penser que les troubles corporels sont dus à son sentiment de culpabilité, surtout que les troubles apparaissent exactement dans la zone concordante. Dans ce cas précis, en pratiquant le toucher de l'aura, un trou dans l'aura à l'endroit de la zone Pine a été trouvé sur le ventre. Ainsi le diagnostic a pu être confirmé.

Exemple du cas 2. :
Une femme, 31 ans, souffre de douleurs chroniques à l'estomac et de troubles digestifs. Les troubles sont apparus pour la première fois, quand son ex-ami lui a annoncé, au cours d'un dîner et de façon complètement inattendue, qu'il la quittait. Il était tombé amoureux de quelqu'un d'autre. Sur le coup elle ne pouvait même plus avaler le morceau qui était dans sa bouche. Les troubles de l'estomac sont toujours présents, bien qu'elle soit à nouveau heureuse en couple. Les différentes thérapies (allopathie, homéopathie, acupuncture) n'ont en rien amélioré son état.

Puisque les troubles sont apparus pour la première fois suite à une expérience choquante, les douleurs chroniques à l'estomac font peser les soupçons sur la zone de Star of Bethlehem. Cette zone se trouve à la même hauteur dans le dos, directement sur la colonne vertébrale.

Dans un tel cas, le thérapeute teste d'abord la zone de Pine qui se trouve directement à l'endroit de la douleur. Si aucun trou ne se trouve dans l'aura à ce niveau, il vérifiera ensuite la zone de Star of Bethlehem dans le dos.

Exemple du cas 3. :
Une patiente, 55 ans, souffre de douleurs à l'estomac. Elle raconte qu'elle est très rancunière et a beaucoup d'amertume. Elle est très en colère au sujet de sa maison et ne veut plus assumer de frais supplémentaires. Lors de la construction, il y a eu des malfaçons et elle a subi des pertes financières. De même, elle s'est faite « arnaquée » par le constructeur et par l'avocat qui devait mettre les choses au clair. Une fois le chantier terminé, les locataires ne payaient pas le loyer convenu. Ceci a augmenté ses dettes. Maintenant, elle veut se venger.

Elle ravale sa colère et pleure au lieu de crier. Mais chaque colère avalée lui frappe l'estomac.

Dans cet exemple, la fleur de Bach Willow (amertume, tendance à avaler sa colère) est facilement reconnaissable. Cette fleur appartient au rail Gentian, qui a un lien direct avec le méridien estomac. Le trajet de ce méridien traverse la zone douloureuse du ventre. On peut suspecter que l'état Willow est à l'origine des troubles nommés.

Pour le thérapeute, la méthode de diagnostic est exactement la même que celle de l'exemple précédent. Tout d'abord la zone douloureuse est testée, ensuite la zone d'en face, située au dos. Si les deux zones ne sont pas perturbées, les zones des fleurs liées au méridien d'acupuncture qui passe par la zone douloureuse sont testées. De cette façon, la suspicion formulée ci-dessus peut être confirmée.

Procédé pratique concernant les troubles physiques
Comme démontré dans les exemples ci-dessus, le procédé du toucher de l'aura lors de troubles physiques est très simple. Après l'anamnèse, le thérapeute observe les parties du corps dont le patient se plaint (voir exemple 1). S'il trouve un trou dans l'aura, juste à cet endroit, le diagnostic est établi.

A contrario, s'il n'y a pas de trou dans l'aura et qu'il s'agit d'une zone se trouvant sur le devant du tronc, la zone opposée, côté dos, est vérifiée (exemple 2).

A la troisième étape, ce sont les zones cutanées des fleurs appartenant au méridien d'acupuncture qui passe à l'endroit douloureux qui sont vérifiées (exemple 3). Il est ici suffisant de tester une seule zone de référence pour chaque fleur, car toutes les zones cutanées correspondantes seront perturbées et ainsi diagnostiquables par le toucher de l'aura.

Différenciation des trous et bosses dans l'aura
Pour confirmer l'anamnèse, peu importe que ce soit un trou ou une bosse à l'endroit de la zone cutanée, dans les deux cas le patient a besoin de la fleur concernée. Pour la thérapie par contre, la distinction est très importante, car seules les zones présentant un trou ont besoin d'être traitées.

Un trou dans l'aura représente un « manque de masse vibratoire » localisé et peut, comme démontré ci-dessus, provoquer des troubles physiques. Les bosses, par contre, représentent un « excès de masse vibratoire » localisé et ne peuvent provoquer aucun trouble physique. Elles indiquent aussi, qu'à d'autres endroits du corps se trouvent des zones concernant la même fleur qui présentent un « manque » et devraient être traitées[i].

Recherche des compléments thérapeutiques nécessaires
Après avoir diagnostiqué les fleurs de Bach lors de l'anamnèse et avoir confirmé le diagnostic par le toucher de l'aura, le thérapeute doit rechercher si le patient a besoin de compléments thérapeutiques aux fleurs de Bach prescrites, et lesquels. Seuls les cas chroniques sont concernés par ceci.[ii] Pour ce faire, Dietmar Krämer a développé une méthode de diagnostic spécifique qui repose sur « l'effet de résonnance ». Il s'agit d'une méthode de test qu'il a utilisé lors de ses recherches sur les huiles essentielles et les pierres précieuses correspondant aux fleurs de Bach, qu'il a ensuite adaptée. Il avait pu observer qu'un effet de résonnance, entre l'aura de la personne et l'objet de test, apparait lorsque la vibration de l'objet correspond à la zone cutanée en question. Dans ce cas, l'aura de la

---

i   Voir chapitre 1, Les zones cutanées des fleurs de Bach, p. 53 et suiv.
ii Dans les cas aigus les compléments thérapeutiques ne jouent pas un rôle décisif. Voir chapitre 1, Les conséquences thérapeutiques p. 69 et suiv.

personne envoie une forme d'énergie qu'il est possible de ressentir, avec un certain entrainement. L'effet cesse immédiatement dès que l'objet est à nouveau éloigné de la zone cutanée. Un objet qui, de façon vibratoire, ne correspond pas, ne provoque pas d'effet de résonance.

La façon de procéder pour trouver les compléments thérapeutiques nécessaires est très simple. Pour chaque mélange de fleurs, on prend une zone cutanée correspondant à chaque fleur de Bach prescrite. On pose sur cette zone, l'un après l'autre, la fleur de Bach, l'huile essentielle, la pierre précieuse correspondante. L'objet qui provoque un effet de résonance sera prescrit au patient. Les pierres et huiles essentielles sont utilisées en complément du mélange de fleurs. Si la fleur elle-même provoque l'effet de résonance lors du test, la prescription restera inchangée.

Dans de très rares cas, ni la fleur, ni l'huile ni la pierre ne réagissent, bien que la zone de référence soit clairement perturbée. Dans ce cas, la couleur[i] ou le son[ii] sont nécessaires. La différenciation de ce complément thérapeutique se fait à l'aide d'une méthode de test[iii] spécialement développée à cet effet qui repose également sur l'effet de résonance.

---

[i] Voir chapitre 3, Utilisation des couleurs et des sons pour les nouvelles thérapies, p. 122 et suiv.
[ii] Voir chapitre 3, Utilisation des couleurs et des sons pour les nouvelles thérapies, p. 122 et suiv.
[iii] Cette méthode de diagnostic spécifique demande beaucoup d'expérience et s'apprend exclusivement lors des formations de niveaux avancés de Dietmar Krämer.

3. Autres tentatives de diagnostic

Les méthodes de diagnostic décrites dans le dernier paragraphe servent pour les nouvelles thérapies avec les fleurs de Bach, à confirmer l'anamnèse et à définir les compléments thérapeutiques. Ils ne permettent dans aucun cas de contourner l'entretien avec le patient. Celui-ci se fait de façon analogue à un entretien chez le médecin : tout d'abord l'écoute du patient racontant sa maladie, ensuite utilisation des procédés de diagnostic spécifiques pour confirmer le diagnostic supposé.

Au sein des médecines alternatives, il existe une tendance à vouloir raccourcir ce chemin de diagnostic simple mais en même temps complexe. D'autres méthodes de test (tels que « la sélection spontanée »[i] ou l'utilisation du pendule) sont ainsi parfois employées pour trouver les essences florales nécessaires. Il est apparemment possible, avec ces méthodes, de trouver les fleurs nécessaires sans effectuer d'anamnèse approfondie au préalable, puisque l'inconscient du patient s'exprime directement à travers ces moyens.

D'un côté, il est illogique que ce genre de test permette d'identifier tous les états émotionnels négatifs responsables des troubles du patient. D'un autre coté, en médecine, il existe une sélection pour toutes les méthodes de diagnostic – la reproductibilité des résultats. Celle-ci dit qu'une méthode de test doit toujours donner les mêmes résultats[ii] pour être utilisable.

Les méthodes de diagnostic archétypales décrites dans cet ouvrage répondent à cette exigence. Néanmoins, ces méthodes

---

i   Lors du test de « sélection spontanée » il est demandé au patient de « tirer à l'aveugle » un flacon de fleurs de Bach.

ii   Ici il faut prendre en considération avec quelle méthode de diagnostic quel type de réponse peut être obtenu. Par exemple, le taux de glucides dans le sang ne peut pas être mesuré avec un thermomètre.

de test seules ne permettent pas de mener une thérapie des fleurs de Bach avec succès. Pour ce faire, il faut toujours faire une anamnèse approfondie et, dans les cas chroniques, documenter le cas à l'aide de la fiche d'évaluation.[i]

4. Limites de l'autodiagnostic

L'auto-traitement avec les fleurs de Bach n'est possible que pour les troubles aigus et les symptômes banals, lorsque les essences nécessaires – et leurs correspondances – sont généralement évidentes. Pour le traitement des symptômes chroniques, un diagnostic établi par une autre personne est une nécessité absolue.[ii] Ceci s'explique premièrement par le fait que personne ne peut être complètement objectif vis-à-vis de lui-même. Deuxièmement, les raisons profondes qui sont à l'origine des troubles sont souvent multiples et ne peuvent être diagnostiquées qu'à l'aide d'une anamnèse approfondie.

Exemple :
Une patiente, 54 ans, se plaint d'avoir depuis plusieurs années une sensation d'engourdissement dans les bras. Lors de l'anamnèse, elle déclare entre autres choses s'être résignée il y a plusieurs années (Wild Rose). Mais cette phase difficile était passée et oubliée depuis longtemps. Depuis, elle ne s'était plus résignée. En testant la zone de Wild Rose dans la nuque, à l'endroit de la 7ème cervicale, un trou dans l'aura était présent. La patiente s'est alors vu prescrire, en plus de son mélange de fleurs de Bach (qui contenait Wild Rose en plus des

---

[i] Voir annexe, p. 214.
[ii] Ceci est valable en particulier pour des troubles sévères qui nécessitent l'expertise d'un médecin ou d'un thérapeute qualifié.

autres fleurs), une crème contenant cette même fleur. Elle devait en enduire la zone concernée dans la nuque trois fois par jour. L'engourdissement chronique des bras a complètement disparu au bout de six semaines.

L'exemple ci-dessus montre bien les limites de l'autodiagnostic. La patiente n'aurait jamais pensé que la résignation datant de plusieurs années était à l'origine des engourdissements chroniques des bras. Surtout qu'elle ne s'est jamais plus résignée depuis. Lors d'une tentative d'autodiagnostic elle aurait négligé cette fleur.

Cet exemple souligne l'importance des zones cutanées des fleurs de Bach, qui servent d'abord à confirmer le diagnostic et ensuite en tant que « zone de thérapie ». On observe souvent qu'un état émotionnel négatif « du passé », qui n'encombre plus le patient, se trouve encore sous forme « d'information » dans la zone cutanée concernée et y provoque des troubles physiques en tous genres. Une zone *muette* d'un tel genre ne peut être trouvée qu'à l'aide du toucher de l'aura. Ce que personne ne peut effectuer sur lui-même. La même chose est valable pour la recherche des compléments thérapeutiques. La seule méthode de diagnostic adaptée repose sur l'effet de résonnance au cours duquel l'aura de la personne testée envoie quelque chose que seule une autre personne peut ressentir.

L'autodiagnostic concernant les troubles chroniques échoue parce que :
- Il n'est pas possible d'identifier toutes les fleurs nécessaires à soi-même
- Il n'est pas possible de confirmer l'anamnèse grâce au toucher de l'aura

- Il n'est pas possible de tester les compléments thérapeutiques sur soi-même

CHAPITRE 3

Modes d'utilisation

1. Utilisation des fleurs

a) Prise interne

Les essences florales de Bach sont utilisées en interne aussi bien qu'en externe. La prise sous forme de mélange est la plus fréquente. Le mode d'utilisation dépend de la durée des troubles. Pour le traitement de symptômes aigus, la méthode du « verre d'eau » s'est avéré la mieux adaptée. Pour le traitement des troubles chroniques, il est conseillé d'utiliser un « flacon compte-gouttes », puisque dans ce cas le mélange se prend sur une période plus longue.

La méthode du verre d'eau

Pour la méthode du verre d'eau, il faut mettre deux gouttes[i] de chaque fleur de Bach nécessaire dans un verre d'eau minérale plate et boire à petits gorgées à intervalle régulier. Pour un problème aigu, comme par exemple un choc émotionnel, il est conseillé de commencer par un intervalle d'une minute jusqu'à amélioration. Ensuite une gorgée toutes les cinq à dix minutes seulement et plus tard toutes les demi-heures à une fois par heure.

---

i Pour le Rescue Remedy (remède d'urgence) il faut prendre quatre gouttes au lieu de deux, car il ne s'agit pas d'une seule fleur mais d'un mélange de cinq fleurs.

Le flacon compte-gouttes[i]

Dans un flacon pharmaceutique[ii], rempli à ¾ d'eau minérale peu minéralisée[iii] et à ¼ de cognac, ajouter 3 gouttes de chaque essence florale prescrite. De ce mélange prendre 2 à 4 gouttes, 4 fois par jour. Ici ce n'est pas la quantité de gouttes qui est importante mais la fréquence de prise. Le rythme suivant s'est avéré probant : Le matin au lever, à midi au déjeuner, le soir au dîner et une dernière fois avant le coucher. Puisqu'il ne s'agit ni d'un remède homéopathique ni d'un remède allopathique, le moment de la prise n'a pas d'influence sur son efficacité.[iv]

Même s'il s'agit d'une directive assez simple, certains points sont souvent débattus :
- Le nombre de fleurs dans un mélange
- La réutilisation du flacon compte-gouttes
- L'alcool dans le flacon compte-gouttes
- La prétendue « concentration »

Le nombre de fleurs dans un mélange

Ici j'aimerais commencer avec une citation de Judy Howard et John Ramsell[v] :

« *Parfois seulement une ou deux fleurs sont nécessaires. Si c'est le cas, on devrait se limiter à ces deux remèdes floraux. Dans d'autres*

---

i En annexe se trouve un modèle avec lequel il est possible de fabriquer un « tampon d'ordonnance de fleurs de Bach pour la pharmacie ».

ii Les flacons de 30 ml se sont avérés adaptés, cette quantité correspond bien à une prise de 4 x 2 gouttes par jour pendant 4 – 6 semaines. Après ce délai le mélange de fleurs de Bach doit être renouvelé.

iii Le Dr. Bach utilise de l'eau de source. Lors de l'utilisation d'une eau très minéralisée il peut arriver que des dépôts de sels minéraux pas très appétissants apparaissent. Ceux-ci n'ont cependant aucune influence sur l'effet du mélange.

iv Pour certaines formes de thérapie, ces facteurs sont d'une grande importance. Par exemple, la résorption des médicaments joue un rôle décisif pour les remèdes en allopathie et phytothérapie.

v Judy Howard et John Ramsell étaient les commissaires du *Dr Edward Bach Centre, England*, et administrateurs du *Dr. Edward Bach Healing Trust*.

cas, il est possible que sept ou huit essences florales soient nécessaires et, si c'est réellement le cas, il est mieux de les prendre toutes plutôt que de ne pas prendre une fleur importante car cela pourrait porter préjudice à la guérison complète. Si après un certain temps, on voit les premiers indices d'une amélioration, il est tout à fait possible d'enlever certains des concentrés de fleurs, s'ils ont accompli leur tâche et ne sont plus nécessaires. »[i]

Souvent on entend qu'il ne faut pas mettre plus de trois (certains auteurs disent maximum sept) fleurs différentes dans un mélange. Ceci est vrai dans le sens où, lors de cas aigus, on obtient une amélioration immédiate avec très peu de fleurs. On ne peut cependant pas traiter avec succès les troubles chroniques de cette manière car plus de sept fleurs sont souvent nécessaires. A cet égard la citation ci-dessus prévaut: «... *il est mieux de les prendre toutes plutôt que de ne pas prendre une fleur importante car cela pourrait porter préjudice à la guérison complète.* »

Il y a néanmoins deux limitations:
- Il faut faire attention à ne jamais mettre les trois fleurs d'un même rail de fleurs de Bach dans le mélange[ii] car cela provoquerait «l'effet de rail».
- Le maximum absolu de 20 remèdes floraux différents dans un mélange ne doit pas être dépassé.

Un nombre aussi élevé de remèdes floraux peut tout à fait être nécessaire pour le traitement de troubles chroniques. Lors de la prescription, il faut alors prendre en compte l'effet de rail

---
[i] Judy Howard / John Ramsell, Die Bachblüten, Hugendubel 1991, p. 79.
[ii] La seule exception: La thérapie avec des rails entiers. Voir chapitre 4, formes particulières, p. 147 er suiv.

et du niveau thérapeutique[i]. Dans ces cas s'applique la règle : « plutôt une fleur extérieure et de décompensation de trop que pas assez, et pour les fleurs de compensation et de communication, plutôt une fleur[ii] en moins qu'une de trop. »

L'expérience du cabinet de Dietmar Krämer et la mienne ont démontré que les patients prenant un mélange de plus de 20 essences ne se sentent pas bien. La raison semble venir du fait que trop d'archétypes sont traités en même temps.

Réutilisation du flacon compte-gouttes
Pour chaque nouveau mélange on utilise toujours un nouveau flacon compte-gouttes.[iii] Les élixirs floraux de Bach ont une propriété vibratoire qui ne se laisse détruire ni en vidant le flacon, ni en le chauffant, ni en le faisant bouillir. En raison du fait qu'il reste **toujours** une goutte dans le flacon[iv], on peut très rapidement retrouver plus de vingt vibrations de fleurs dans le même mélange ou, ce qui serait encore plus grave, un rail de fleurs de Bach complet qui déclencherait « l'effet de rail entier ».

Un exemple de cas survenu au cabinet d'un collègue :
Un garçon, 8 ans, se plaint de problèmes au cœur pour la première fois au cours de la thérapie après avoir déjà pris plusieurs mélanges. Ce nouveau symptôme est apparu sans avertissement alors qu'il n'avait jamais eu de problèmes de cœur auparavant. En posant des questions précises, il est apparu

---

[i] Voir chapitre 1, conséquences thérapeutiques, p. 69.
[ii] Fleur de compensation, de communication ou fleur de base.
[iii] La réutilisation de « l'ancien flacon » n'est possible que pour la **même** personne avec le **même** mélange de fleurs.
[iv] Ce phénomène est connu en homéopathie et utilisé pour la « dilution Korsakowienne ».

que la mère avait utilisé, à plusieurs reprises, le même flacon pour préparer son mélange. Ainsi les trois fleurs d'un même rail, dans ce cas le rail qui correspond au méridien cœur, se sont retrouvées en même temps dans le mélange. Les troubles du cœur ainsi provoqués ont disparu après que le garçon ait reçu son nouveau mélange dans un flacon neuf.

L'alcool dans le flacon compte-gouttes
La seule utilité de l'alcool est la conservation du mélange de fleurs. Si une aussi petite quantité d'alcool (2 gouttes par jour) ne peut pas être supportée, il est possible de préparer le mélange **sans** alcool, seulement avec de l'eau fraiche. Pour ce faire, il vaut mieux prendre un petit flacon compte-gouttes[i] et préparer un nouveau mélange plus souvent, avec un nouveau flacon à chaque fois, pour garantir la préservation. Cette méthode se propose pour le traitement des enfants et des nourrissons, afin d'éviter d'ajouter de l'alcool dans le mélange de fleurs alors que les «stockbottles»[ii] en contiennent déjà. Pour cette même raison, on devait systématiquement renoncer à la thérapie des fleurs de Bach pour les personnes alcooliques sevrées car même des quantités infimes peuvent provoquer une rechute !

Souvent d'autres façons de «conservation» sont conseillées, comme préparer le mélange pour enfants avec du vinaigre de framboise par exemple. Celui-ci est aussi acide pour l'enfant que n'importe quel autre vinaigre et n'est pas plus «fruité» non plus. Si les parents veulent éviter l'alcool supplémentaire

---

i   Le mieux serait de prendre des flacons compte-gouttes de 10ml, en règle générale lors d'une prise 4 x 4 gouttes, le mélange reste frais jusqu'à épuisement de cette quantité.
ii Flacon de fleurs de Bach concentrés, vendus dans le commerce.

dans le mélange, il est préférable de le préparer frais plus souvent comme décrit ci-dessus.

La prétendue « concentration »
Un auteur a écrit: « Pour donner au mélange une direction en particulier, il y a une astuce: Les fleurs, que vous voyez indiquées très fortement (les fleurs extérieures marquées en bleu ou de décompensation dans un rail, marquées souvent en bleu ou en vert dans le schéma thérapeutique) peuvent être renforcées dans leur action. Mettez simplement la **quantité double** dans le flacon. »[i]

Même si l'auteur utilise ici les termes, fleur de décompensation et fleur extérieure, j'aimerais préciser que cette méthode **n'est pas** un procédé dans le sens des nouvelles thérapies avec les fleurs de Bach selon Dietmar Krämer.

La concentration ne peut pas du tout fonctionner, parce que les fleurs de Bach agissent au niveau émotionnel et non au niveau corporel où seul est vrai: « beaucoup aide beaucoup ». Les fleurs de Bach possèdent une vibration, pas de principes actifs. L'action de la fleur peut être augmentée uniquement par des prises plus fréquentes, ce qui se fait dans les cas aigus avec la méthode du verre d'eau.

Dosage pour enfants et nourrissons
Les indications des fleurs ainsi que leur dosage sont identiques pour les adultes et les enfants. Il n'y a que la façon d'administrer le remède qui peut varier en fonction de l'âge de l'enfant. Pour les enfants en bas âge, les gouttes peuvent être administrées à la cuillère. Pour les nourrissons il est possible de mettre les gouttes quatre fois par jour sur la tétine. De

---

i Heike Zimmermann, Bach-Blüten-Schienensystem nach Dietmar Krämer, Stuttgart 1998. Edition Sonntag, p. 85.

cette façon, on est sûr que l'enfant ne met jamais la pipette dans sa bouche et que le mélange reste frais plus longtemps.

L'enfant doit toujours clairement savoir qu'il prend un médicament. Il ne faut pas « cacher »[i] les fleurs de Bach par une quelconque « astuce » comme par exemple :
- Mettre les fleurs de Bach dans un jus de fruits ou une autre boisson
- Mouiller le mamelon avec les fleurs de Bach pour les nourrissons allaités au sein
- *« La mère peut prendre le mélange pour que le nourrisson absorbe l'énergie adoucissante à travers le lait maternel ... »*[ii]

Les fleurs de Bach gardent toute leur efficacité, même prises avec une boisson. Mais l'enfant ne peut pas voir le lien entre les fleurs de Bach comme médicament et les difficultés à traiter avec cette forme d'administration. A la place de : « On me donne des fleurs de Bach pour que j'aille mieux », il fait le lien avec le jus de fruits – « on me donne quelque chose de délicieux à boire ». En cachant la prise de fleurs, l'enfant ne sait plus si on lui donne « juste une boisson » ou « ses remèdes floraux ».

Quelques fois on peut observer que, d'un jour à l'autre, des enfants ne veulent plus prendre leur mélange de fleurs, parce qu'intuitivement ils sentent qu'il n'est plus approprié. Ils disent souvent « ils ne sont plus bons ! », même si le mélange est fraîchement préparé et que le goût n'est pas du tout modifié. Dans une boisson sucrée il est peu probable que cet effet se manifeste.

---

i Voir chapitre 5, Ethique dans la thérapie, le libre arbitre, p. 161 et suiv.
ii Wild/Seidel, Die Liebe der Blüten zu den Kinderseelen, Etition Amarell, Erlangen, p. 213.

Mouiller le mamelon avec les fleurs de Bach par les mères allaitantes, ou la prise des fleurs à travers le lait maternel de façon à ce que la mère prenne le mélange, sont des méthodes que je déconseille vivement. Mis à part le fait que le nourrisson est un individu indépendant qui doit être traité individuellement, mouiller le mamelon équivaut à un traitement en externe avec les fleurs de Bach. Il est dans ce cas possible que la mère prenne des fleurs dont elle n'a pas besoin elle-même. La même chose vaut pour la prise du mélange pour le nourrisson. D'un côté la prise du médicament est à nouveau cachée et peut mener à un « refus du sein » quand le mélange n'est plus adapté à l'enfant. Autrement, ce qui peut être encore plus dramatique, il est possible que les fleurs ainsi administrées provoquent des réactions violentes chez la mère en raison de l'effet de rail. Ceci peut arriver quand, par exemple, le nourrisson prend Centaury alors que la mère a besoin de Pine. Dans un tel cas il se peut que chez elle la fleur de décompensation soit aggravée jusqu'à l'insupportable. Encore plus dramatique serait que la mère elle-même prenne déjà un mélange et qu'un rail complet se cumule pour elle **et** pour le bébé.

b) L'utilisation externe des fleurs de Bach

L'utilisation en externe des fleurs de Bach se fait sous forme de « compresses de fleurs de Bach » ou de « crème aux fleurs de Bach ». Avec cette forme d'utilisation il est possible de traiter des états émotionnels négatifs par la topographie des zones cutanées[i], là où ils se sont manifestés de façon corporelle. Ce complément précieux à la prise en interne est surtout néces-

---

i Même s'il s'agit d'une « utilisation externe par la peau » on ne traite ici « que » les états émotionnels négatifs du patient qui se manifestent à cet endroit. Les maladies dermatologiques telles que l'eczéma et le psoriasis ne peuvent pas être traitées de cette manière. La même chose est valable pour l'acné.

saire lors de troubles corporels chroniques déclenchés par ce qu'on appelle les « zones muettes »[i]. Quelques fois on peut observer que le patient, en raison de la mémoire cellulaire, a encore un trou dans la zone cutanée concernée, même si l'émotion négative est surmontée depuis longtemps.[ii] C'est précisément dans ce cas, qu'il faut traiter cette zone cutanée directement. Le trou dans l'aura ne se referme sinon pas à cet endroit et les troubles corporels qu'il provoque continuent.

La seule chose à prendre en considération lors de l'utilisation en externe des fleurs de Bach est que la fleur utilisée se trouve également dans le mélange pris en interne, sinon il y a le risque qu'un rail complet soit cumulé.

Compresses de fleurs de Bach
Pour les compresses aux fleurs de Bach il faut ajouter deux gouttes par fleur à un quart de verre d'eau et y tremper une compresse de cellulose. Celle-ci s'applique pendant 10 à 15 minutes sur la zone cutanée à traiter. Cette méthode est la mieux adaptée pour le traitement des troubles corporels aigus car un traitement de courte durée sur la zone cutanée suffit généralement.

Crème aux fleurs de Bach
L'utilisation de la crème aux fleurs de Bach est plus pratique quand il faut traiter des zones cutanées différentes et d'archétypes différents sur une plus longue durée. L'effet est de surcroît plus durable qu'avec les compresses. La vibration de la fleur reste présente aussi longtemps que la compresse se trouve sur la peau, donc environ 10 à 15 minutes. Pour la crème aux fleurs de Bach, la vibration reste présente aussi

---
i Voir chapitre 2, les zones actives et muettes, p. 92.
ii Voir chapitre 2, les limites de l'autodiagnostic, p. 99.

longtemps que la peau prend à absorber la totalité de la crème, ce qui, selon la consistance, peut durer plusieurs heures.

Pour la fabrication d'une crème aux fleurs de Bach il faut utiliser une crème de base[i] qui pénètre lentement, afin d'obtenir à travers le film sur la peau, une durée d'effet la plus longue possible. Dans la crème, on peut combiner jusqu'à trois fleurs. Le dosage est de deux gouttes par élixir floral pour 10g de crème. Cette crème aux fleurs de Bach doit être appliquée deux à trois fois par jour sur les zones cutanées perturbées.

Limites de l'utilisation externe des fleurs de Bach
Il y a deux limites à l'utilisation des fleurs de Bach en externe :
1. Utilisation pure des remèdes floraux
2. Cosmétiques avec fleurs de Bach

L'utilisation pure de fleurs de Bach
Il ne faut jamais utiliser les fleurs de Bach pures en externe. Ni le thérapeute, ni le patient ne doivent s'en mettre pures, à cause d'un possible « phénomène de transfert »[ii]. Tous les symptômes du patient, des légères disharmonies émotionnelles jusqu'aux troubles physiques, peuvent ainsi être transférés au thérapeute. En s'en mettant soi-même, ces troubles peuvent réapparaître à un autre endroit du corps, ce qui n'est pas une véritable aide. Lors de l'utilisation diluée des fleurs de Bach en compresse ou en crème, ce « phénomène de transfert » n'apparait pas, alors que l'efficacité reste la même.

---

i   Une telle crème est disponible chez Isotrop®-Versand, Bad Camberg.
ii Voir, Dietmar Krämer, Neue Therapien mit Bach-Blüten 2, p. 57 et suiv.

Cosmétiques avec fleurs de Bach

Dans le commerce on trouve des cosmétiques avec fleurs de Bach, où il n'est pas indiqué quelles fleurs se trouvent dans le produit en question. Le client doit **toujours** savoir quelle fleur il prend, pour exclure «l'effet de rail», «l'effet de niveau thérapeutique» et «l'effet du rail entier». Pour ce dernier il ne joue aucun rôle si le cumul se fait par une prise interne et/ou une utilisation en externe. Par une prise involontaire d'un rail entier, des réactions violentes peuvent apparaitre, et le client qui achète ces cométiques, ne mettra jamais ces réactions en relation avec l'utilisation des cosmétiques de fleurs de Bach. Lors d'une utilisation correcte des fleurs de Bach cela ne peut jamais arriver, car on utilise uniquement les fleurs en externe qui sont aussi données en interne.

c) Utilisations alternatives

Dans son premier livre, Neue Thérapien mit Bach-Blüten 1, Dietmar Krämer a décrit des formes d'utilisation alternatives avec les remèdes floraux telles que :
- Bains de fleurs de Bach
- Gouttes pour les yeux
- Spray nasal
- Fleurs de Bach dans un flacon à porter sur soi

En plus de ces formes il mentionne encore les suivantes :
- Lavements intestinaux
- Teintures capillaires
- Lavement de l'oreille

Depuis longtemps, il a pris ses distances avec toutes ces méthodes. Elles sont toutes inefficaces et n'ont aucune pertinence thérapeutique.

2. Utilisation des huiles essentielles pour les nouvelles thérapies

Les huiles essentielles ont la particularité de pouvoir agir à deux niveaux thérapeutiques en même temps. Premièrement, elles agissent au niveau corporel en raison de leur forte concentration en principes actifs phytothérapeutiques[i] et deuxièmement, au niveau du corps émotionnel grâce à leur qualité vibratoire. Vu leur action physique, les huiles essentielles peuvent en partie avoir des effets secondaires et des limites d'utilisation[ii]. Par exemple l'huile essentielle d'orange est photo-sensibilisante et ne doit pas être utilisée avant une exposition au soleil.

Au sein des nouvelles thérapies, les huiles essentielles sont uniquement utilisées pour leur propriété vibratoire au niveau du corps émotionnel. Pour cette raison, le dosage des huiles essentielles utilisées pour une application sur le corps entier est très faible. Quelques gouttes d'huile essentielle sont mises dans une huile de base neutre, de préférence l'huile d'amande douce ou l'huile de jojoba[iii], et s'appliquent en une fine couche, une fois par jour sur tout le corps.[iv]

Le dosage des huiles essentielles dépend de leur consistance. Pour 100 ml d'huile de base il faut :

---

[i] Suite au procédé de fabrication les principes actifs sont très concentrés, à un degré jamais présent naturellement.

[ii] Une liste exhaustive des limitations d'utilisation et des effets secondaires des 38 huiles essentielles se trouve en annexe de Dietmar Krämer, « Neue Therapien mit ätherischen Ölen une Edelsteinen » Edition Ansata, Munich.

[iii] L'huile de Jojoba n'est pas une huile, mais une cire liquide. En conséquence elle ne tourne jamais et peut être conservée pratiquement sans limite de temps.

[iv] La tête sera épargnée.

- 4 gt HE pour les essences très concentrés tels que Rose, Jasmin
- 6 gt HE pour les essences concentrés tels que Patchouli, Bayfruit
- 8 gt HE pour les essences volatiles tels que Lemongrass, Clémentine

Lors de cette utilisation il faut noter deux choses :
1. Ne pas appliquer les huiles sur des dermatoses et des plaies ouvertes
2. Contrairement aux fleurs de Bach, il ne faut **jamais** mélanger les huiles essentielles[i].

Ne pas appliquer sur des dermatoses
En raison des principes actifs des huiles essentielles, il faut faire attention à ne jamais enduire des dermatoses. Si elles disparaissent il sera impossible de savoir si cela est du au traitement de l'état émotionnel négatif responsable ou simplement aux effets phytothérapeutiques de l'huile essentielle. Certaines huiles sont antibactériennes ; leur effet est comparable à un antibiotique. D'autres huiles essentielles sont anti-inflammatoires, désinfectantes, antivirales, fongicides, antalgiques et avec beaucoup d'autres propriétés.

En médecine naturelle prévaut la règle : « tu ne dois pas opprimer ». Si la dermatose disparait en raison de l'effet phytothérapeutique de l'huile, elle n'est – dans le sens de la médecine naturelle – pas guérie, mais seulement opprimée.

---

i   Ceci n'est valable que pour les nouvelles thérapies et non pour l'aromathérapie en général. Il est tout à fait courant, en aromathérapie, de préparer des fragrances individuelles pour un patient.

Plus tard, les symptômes opprimés peuvent réapparaitre sous forme d'autres symptômes ou maladies (par ex. l'asthme).[i] En homéopathie on appelle ce processus « Psore ».

L'utilisation séparée des huiles essentielles
De temps en temps, il arrive qu'un patient a besoin de plusieurs huiles essentielles en plus de son mélange de fleurs de Bach. Dans ce cas, il devra appliquer les huiles en alternance journalière. Contrairement aux fleurs de Bach, les huiles essentielles ne doivent pas être mélangées. Ce faisant, les huiles essentielles se transforment de façon à ne plus avoir d'effet archétypal car *« chaque huile essentielle défait sa chaine moléculaire et s'associe avec d'autres huiles pour former quelque chose de nouveau »*.[11] Lors de cette réaction chimique, les composantes odorantes différentes restent intactes, mais pas l'effet archétypal. Les tests sensitifs effectués pour déterminer les compléments thérapeutiques nécessaires, ne donnent plus de résonnance pour les huiles essentielles mélangées.

Exemple :
Une patiente, 51 ans, m'appelle parce qu'elle ne se sent pas du tout mieux avec son nouveau mélange de fleurs de Bach, et même plutôt moins bien. Elle se plaint que son état de fatigue s'aggrave constamment et qu'elle n'est presque plus en état de travailler. En plus des autres fleurs, son mélange contenait aussi Oak et Olive avec leurs huiles respectives[ii]. Pendant l'entretien téléphonique, je découvre que la patiente a mélangé les deux huiles essentielles ensemble. De ce fait, elles n'avaient aucun effet, ni sur l'état Olive, ni sur l'état Oak. L'état d'épuise-

---

i En outre, l'état émotionnel négatif qui est derrière cette dermatite n'a, dans le sens des nouvelles thérapies, pas encore été traitée.
ii Voir chapitre 1, Compléments aux fleurs de Bach, p. 56 et suiv.

ment déclenché par cette erreur d'utilisation, a disparu après deux jours d'application des huiles essentielles séparément.

Cet exemple démontre clairement trois choses :
1. Les huiles essentielles mélangées n'ont plus d'effet archétypal
2. L'effet de niveau thérapeutique[i]
3. La nécessité des compléments thérapeutiques lors des cas chroniques[ii]

Dans de très rares cas où le patient n'aime pas l'odeur de l'huile essentielle prescrite et en a une véritable aversion[iii], la dose[iv] peut être réduite. Si malgré cette réduction le patient ne supporte toujours pas l'odeur, il doit au moins appliquer l'huile sur les zones cutanées concernées, comme avec une crème aux fleurs de Bach. Cette utilisation n'est pas aussi efficace qu'une application sur le corps entier où toutes les zones seront traitées.

Remarque :
L'utilisation de diffuseurs d'huiles essentielles n'a aucune utilité pour les nouvelles thérapies. Ici l'effet se fait par le nerf olfactif. Les cellules olfactives sont connectées par des fils odorants avec le système limbique, considéré comme le siège des émotions. Les changements d'humeur ainsi obtenus sont donc physiques et non archétypales.

---

i   Voir chapitre 1, Les conséquences thérapeutiques, p. 69 et suiv.
ii Voir chapitre 1, Les conséquences thérapeutiques, p. 69 et suiv.
iii Une si forte aversion est très rare.
iv La moitié des gouttes d'huile essentielle.

3. Utilisation des pierres précieuses pour les nouvelles thérapies

Il y a deux possibilités d'utilisation des pierres précieuses pour les nouvelles thérapies :
1. Les porter près du corps
2. Les poser sur une zone cutanée des fleurs de Bach donnée.

Porter les pierres précieuses près du corps
Cette forme d'utilisation des pierres précieuses prescrites comme complément thérapeutique nécessaire pour les troubles chroniques, consiste simplement à porter les pierres près du corps[i] **dans la journée.** Ici il faut seulement prendre garde à ce que les pierres thérapeutiques ne soient pas posées sur une zone cutanée correspondante car leur effet en sera multiplié et peut, à long terme, provoquer une surcharge.

Apposer les pierres en relation avec les zones cutanées des fleurs de Bach
Cette forme de thérapie est utilisée principalement lors de troubles physiques aigus. On pose **une** pierre thérapeutique sur la zone cutanée de fleurs de Bach concernée, jusqu'à disparition des symptômes. Une fois les symptômes disparus, le traitement est terminé. Une telle thérapie dure entre 15 et 30 min.

Il existe une variante évoluée à cette méthode. Ici les douze métaux – associés par Dietmar Krämer aux douze rails des fleurs de Bach, sont nécessaires. Ceux-ci sont utilisés par un thérapeute formé, en relation avec les chakras[9], afin d'augmenter fortement l'efficacité des pierres précieuses. Avec cette

---

i Par exemple dans la poche du pantalon ou sous forme de pendentif.

forme d'utilisation, on peut soigner efficacement des douleurs aigües en quelques minutes.

Le phénomène de surcharge
Lors de la thérapie avec les pierres précieuses, il faut toujours prendre en compte que les pierres possèdent une forme propre d'énergie et qu'elles peuvent ainsi surcharger les corps mental. C'est la raison pour laquelle il faut faire attention à ce que les pierres ne restent pas trop longtemps sur une zone cutanée leur correspondant. Lors d'une surcharge, les symptômes à cause desquels les pierres sont d'abord utilisées, peuvent s'aggraver. Il peut éventuellement arriver que de nouveaux symptômes apparaissent.[i] En conséquence, le thérapeute doit superviser tout le déroulement de la thérapie dans les cas où une pierre est directement posée sur une zone cutanée. Ceci est particulièrement valable pour l'utilisation complémentaire des métaux en relation avec les chakras[9].

En portant les pierres thérapeutiques dans la journée près du corps, une telle surcharge n'est possible que, si par hasard, la pierre est portée directement sur la zone lui correspondant – par exemple la Cornaline[ii], portée sous forme de pendentif qui tombe directement sur la zone Star of Bethlehem au milieu de la poitrine. Quand ce fait est pris en considération, aucune surcharge du corps mental ne peut être provoquée par cette forme d'utilisation. Si, par mégarde, une surcharge survient, les symptômes disparaissent relativement vite, une fois la pierre enlevée de la zone.

---

i   Voir la pathogénèse des pierres précieuses, publié dans, Dietmar Krämer, « Neue Therapien mit ätherischen Ölen und Eldelsteinen », Edition Ansata Munich.
ii La cornaline est la pierre précieuse correspondant à Star of Bethlehem.

Utilisation nocturne

Souvent, certaines personnes conseillent «l'utilisation nocturne des pierres précieuses» car leur effet est sensé être plus profond et plus intensif. La vérité est que leur effet est **beaucoup trop fort** puisque la conscience éveillée de la personne ne peut plus intervenir pour le réguler. Il peut en résulter des modifications massives de la structure du corps mental qui ne pourront plus se défaire par eux même et resteront présents toute la vie.

Tout comme pour le *phénomène de surcharge,* les troubles pour lesquels les pierres sont prescrites peuvent s'aggraver. Il a même été souvent observé que le patient développe de nouveaux symptômes suite à une utilisation nocturne.[i] Le moment de l'apparition et la force du phénomène dépendent d'abord du nombre de fois où la pierre a été utilisée pendant le sommeil profond[ii], et à quel point le patient a besoin de cette pierre. Les troubles apparus suite à une utilisation nocturne ne disparaissent pas tous seuls, comme c'est le cas lors d'une surcharge, parce que les structures rigides apparues dans le corps mental ne peuvent plus se défaire. Ce type de structures ne peut pas non plus être résolu par d'autres pierres précieuses ou d'autres remèdes.

En conséquence je déconseille fortement cette «utilisation nocturne» encore souvent prônée par certaines personnes.

Nettoyage des pierres précieuses

Chaque pierre thérapeutique possède la propriété d'absorber et d'emmagasiner toutes les vibrations qui l'entourent. Pour cette raison, il faut nettoyer les pierres prévues à des

---

i   Voir, Dietmar Krämer, «Neue Therapien mit ätherischen Ölen une Edelsteinen», Edition Ansata, Munich.
ii Ce phénomène ne concerne pas une courte sieste ou un petit somme.

CHAPITRE 3 · MODES D'UTILISATION

fins thérapeutiques énergétiquement, directement après leur acquisition.[i] Il faut également effectuer un nettoyage après chaque utilisation thérapeutique car les vibrations négatives de la personne traitée collent à la pierre et la rendent inefficace.

Dans le milieu des médecines alternatives, tout le monde est généralement d'accord sur le fait *qu'il faut* nettoyer les pierres, mais pas toujours sur la façon de le faire. On trouve donc des procédés divers et variés.

On peut simplement tester sur une zone cutanée des fleurs de Bach lui correspondant, là où elle provoque un effet de résonnance[ii] si une pierre est énergétiquement parfaitement nettoyée. Une pierre « non-nettoyée » ne montre cet effet que très faiblement ou plus du tout. Mais si elle est énergétiquement correctement nettoyée, elle provoque à nouveau un effet de résonnance clairement perceptible.

Le nettoyage énergétique des pierres se fait tout simplement en les plaçant sous l'eau courante. Pour ce faire on les dépose dans un contenant[iii] qu'on place sous le robinet. Avec un filet d'eau très fin on laisse déborder l'eau du contenant, en continu. Après un certain temps, les pierres sont sorties, séchées et placées dans un endroit clair (une vitrine près d'une fenêtre par exemple) où elles sont conservées jusqu'à la prochaine utilisation thérapeutique.

---

i   Les pierres précieuses emmagasinent toutes les vibrations auxquelles elles sont exposées, du lieu d'origine jusqu'au client final.
ii Ceci uniquement si le patient a besoin de la pierre concernée à ce moment.
iii Le contenant doit être assez grand pour que toutes les pierres soient sous la surface de l'eau.

Durée de nettoyage à l'eau des pierres précieuses :
- Après acquisition : une fois 30 minutes
- Après chaque thérapie : 20 à 30 minutes
- Si portées près du corps : une fois par semaine 15 à 20 minutes

4. Utilisation des couleurs et sons pour les nouvelles thérapies

On utilise également, pour les nouvelles thérapies, en plus des fleurs de Bach, des huiles essentielles et des pierres précieuses, des couleurs et des sons. Ici, il s'agit des douze couleurs de résonance et sons de résonnance des méridiens d'acupuncture[i], découverts par Dietmar Krämer.

Leurs applications les plus fréquentes sont :
- En externe : passage sur les méridiens
- En interne : boire de l'eau activée par la couleur et chanter les sons de résonnance

Le passage sur les méridiens

Cette forme d'utilisation en externe est préconisée pour la thérapie des douleurs aigües sur le tracé d'un méridien. La couleur de résonnance/le son de résonnance est ici directement appliqué sur le méridien concerné.

Le traitement avec la couleur de résonnance se fait toujours avec une lampe de couleur spécifique[ii]. Avec cette lampe,

---

i Voir Dietmar Krämer, Neue Therapien mit Farben, Klängen und Metallen, Edition Ansata, Munich.

ii La lampe de couleur doit être équipée de douze filtres de couleur qui correspondent aux douze couleurs de résonnance des méridiens d'acupuncture et la lumière doit être concentrée, pour que la couleur puisse être appliquée de façon ciblée sur le méridien. Sinon l'effet thérapeutique est nul.

à distance de quelques centimètres et dans le sens du flux, la lumière s'applique au-dessus du méridien concerné. Le méridien situé de l'autre côté du corps est ensuite traité. La thérapie avec les sons de résonnance se fait de façon analogue, avec un casque audio[i] pour appliquer le son. Pour des raisons d'hygiène il doit être lavable en surface, puisqu'un contact direct avec la peau est nécessaire pour l'application du son. Le CD, développé spécialement par Dietmar Krämer à cet effet, sert de source pour les sons.[ii]

La durée de thérapie est de quelques minutes seulement. Même si la forme de traitement semble très simple, elle demande deux choses essentielles au thérapeute, sans lesquelles le résultat thérapeutique souhaité ne sera pas atteint. Il s'agit de :

1. La connaissance exacte des tracés des méridiens d'acupuncture et l'orientation de leur flux.
2. Le ressenti parfait de l'effet de résonnance servant de contrôle de la thérapie

Remarque concernant le passage sur les méridiens d'acupuncture
Même si les douleurs disparaissent suite au passage sur les méridiens, il faut toujours prendre en considération les émotions négatives à l'origine de la perturbation. En conséquence, cette thérapie n'est vraiment judicieuse que dans le contexte des nouvelles thérapies.

---

[i] Un casque de qualité, qui ne déforme pas les sons graves, est nécessaire. Pour des raisons pratiques le casque est démonté de façon à pouvoir utiliser une seule oreillette.
[ii] Le CD «Die Resonanztöne der Akupunkturmeridiane» est disponible uniquement lors des séminaires de Dietmar Krämer, où cette forme de thérapie particulière est enseignée.

Utilisation en interne des couleurs et sons de résonnance
Les utilisations en interne sont nécessaires en complément des mélanges de fleurs de Bach, donc pour le traitement des troubles chroniques quand ceux-ci sont indiqués. Un état émotionnel négatif qui s'aggrave[i] malgré la prise de fleurs de Bach et l'utilisation correcte des huiles essentielles et des pierres précieuses sera ici un indice. Dans ce cas la couleur de résonnance (sous forme d'eau activée par la couleur) ou le son de résonnance (en chantant soi-même) qui correspondent au rail de fleurs de Bach dans lequel se trouve la fleur en question, sont nécessaires.

L'eau activée par la couleur
Cette eau se fabrique avec les mêmes couleurs de résonnance avec lesquelles le passage sur les méridiens d'acupuncture s'effectue. De l'eau plate sera versée dans un gobelet opaque. Après, soit l'eau est illuminée avec la lampe de couleurs[ii] pendant 15 à 20 minutes dans une pièce totalement noire pour éviter d'autres infiltrations de lumière, soit le filtre de couleur[iii] correspondant[iv] est posé sur le bord du gobelet, le tout placé sous une lampe de bureau pendant 20 à 30 minutes. L'eau ainsi activée par la couleur se boit par petites gorgées, tout au long de la journée.

---

i Pour pouvoir établir un diagnostic correct, le thérapeute doit ici maitriser le toucher de l'aura ainsi que le test de l'aura des compléments thérapeutiques à l'aide de l'effet de résonnance.
ii Il est important que l'intensité de lumière reste invariable. Il est donc conseillé d'utiliser des piles rechargeables neuves.
iii Disponible chez Isotrop®-Versand, Bad Camberg.
iv Pour cette forme d'utilisation, l'eau est illuminée avec une seule couleur.

Chanter les sons de résonnance
Pour chanter les sons de résonnance, il faut avoir le CD « Resonanztöne der Bach-Blütenschienen » comme source[i]. Grâce à ce CD, le patient trouve la tonalité exacte et la garde en chantant. Ceci est très important, pour que l'amélioration thérapeutique souhaitée ait lieu. Le son de résonnance prescrit se chante soi-même, une à plusieurs fois par jour pendant plusieurs minutes. Ici c'est la technique du chant harmonique qui est utilisée, elle obtient la plus forte résonance de la voix dans le corps possible. La simple écoute des morceaux du CD n'a donc aucun effet thérapeutique.

Remarque concernant l'utilisation en interne des couleurs- et sons de résonnance
Lors de la prescription d'une utilisation en interne il est important de s'assurer qu'elle se pratique de façon quotidienne puisqu'on traite ici le corps énergétique, là où après un certain temps, s'installe une « saturation ». A partir de ce moment, le patient ressent une résistance intérieure à cette méthode de thérapie et il doit alors arrêter le traitement car il n'en a plus besoin. Mais cet effet apparaît uniquement lors d'une pratique régulière.[ii] On ne peut sinon pas être sûr si la résistance est due à la paresse du patient ou à une saturation.

---

i   Il s'agit d'un autre CD que celui pour le passage sur les méridiens qui ne contient que des sons sinusoïdaux, inappropriés pour chanter.
ii En règle générale entre 2 et 6 semaines.

CHAPITRE 4

La Thérapie

1. Thérapie des problèmes aigus

Les cas aigus se font remarquer par l'apparition soudaine de troubles physiques et/ou émotionnels. L'état émotionnel négatif responsable des troubles est ici souvent clairement définissable et donc l'archétype[i] nécessaire également. Pour cette raison, le travail de diagnostic n'est pas très compliqué et il est possible de se traiter soi-même. Les troubles peuvent souvent être traités efficacement avec un seul archétype.

Lors de cas aigus où un seul archétype est indiqué, les méthodes de traitements suivantes peuvent être utilisées:
- Fleur de Bach : En interne par la méthode du verre d'eau
  En externe sous forme de compresse de fleurs de Bach
- Huiles essentielle : Enduire localement la zone cutanée concernée
  Enduire le corps entier
- Pierre précieuse : Poser la pierre localement sur la zone cutanée concernée
  Porter la pierre près du corps

---

i Lors du traitement des troubles aigus, les niveaux thérapeutiques ne jouent pas un rôle décisif. On peut donc utiliser la fleur de Bach, l'huile essentielle ou la pierre précieuse sans distinction pour la thérapie.

S'il s'agit cependant de plusieurs états émotionnels négatifs à traiter, il faudra prendre les fleurs de Bach correspondantes selon la méthode du verre d'eau[i]. Quand il est difficile de différencier les états émotionnels négatifs singuliers[ii] il est conseillé de procéder selon la règle : « plutôt une fleur de trop que pas assez ». Dans ce cas il faut simplement faire attention à ne pas prescrire un rail entier[iii] de fleurs de Bach.

Pour les cas aigus qui concernent d'abord des troubles physiques, il faut commencer par clarifier, à l'aide d'un test de l'aura, si l'origine des troubles se trouve au niveau d'une zone cutanée perturbée[iv], ou d'un méridien d'acupuncture perturbé.

Pour traiter un méridien perturbé il y a quatre modes de thérapie :
1. Traitement direct au niveau du méridien :
   - Passage sur le méridien avec la couleur ou le son de résonnance correspondant
2. Traitement indirect par la zone muette correspondante :
   - Compresse de fleurs de Bach
   - Enduire localement la zone avec l'huile essentielle correspondante
   - Poser localement la pierre précieuse sur la zone[v]

---

[i] En alternative, il est possible d'utiliser les pierres précieuses. Seules les huiles essentielles ne sont pas utilisables dans ce cas car elles perdent leur effet archétypal une fois mélangées. Voir p. 116.

[ii] Comme par exemple lors d'un autodiagnostic ou auto-traitement, puisque personne ne peut effectuer de test de l'aura sur lui-même.

[iii] Sauf dans les cas où il s'agit d'un traitement spécifique de « thérapie par rails entiers », voir aussi chapitre 4, p. 147, et suiv.

[iv] On utilise alors les méthodes de thérapies décrites ci-dessus.

[v] Un thérapeute formé peut fortement augmenter l'effet de la pierre avec le métal adapté et en lien avec les chakras.

3. Traitement indirect avec une prise de fleurs de Bach en interne
   - Thérapie avec des rails entiers[i]
4. Traitement indirect avec la ligne lunaire correspondante[ii]

Pour guérir des troubles quotidiens aigus, un traitement de courte durée, entre quelque minutes[iii] à trois jours maximum, est généralement suffisant. En raison de la durée très courte du traitement, le thérapeute n'a pas besoin de prendre en considération l'effet de rail, ni l'effet de niveau thérapeutique[iv].

En règle générale, les méthodes de thérapie décrites ci-dessus sont suffisantes pour traiter efficacement les troubles quotidiens aigus. Les problèmes constatés s'améliorent souvent dès le début de l'application et disparaissent complètement peu de temps après. Si les troubles ne s'améliorent pas, il est probable que le mauvais archétype a été prescrit.

Une faible amélioration est le signe que le problème aigu est devenu chronique. Ceci est typique pour des maladies qui apparaissent par poussées aigües, telles que les migraines. Ici il s'agit en réalité de troubles chroniques qui ne peuvent être traités efficacement par les méthodes à courtes durées décrites ci-dessus

---

i   Voir chapitre 4, formes particulières, p. 147, et suiv.
ii Voir chapitre 6, Les lignes lunaires, p. 172 et suiv.
iii Lors de la thérapie avec les pierres précieuses et le passage sur le méridien.
iv Voir chapitre 1, conséquences thérapeutiques, p. 69, et suiv.

2. Thérapie des problèmes chroniques

a) Préparation des mélanges à l'aide de la fiche d'évaluation

Une fois le diagnostic terminé, il se pose la question : Quelles fleurs peut-on prescrire en tenant compte de l'effet de rail[i] et de l'effet de rails entiers ?[ii] Contrairement aux traitements des problèmes aigus, on ne peut pas prescrire toutes les fleurs nécessaires tout de suite pour les problèmes chroniques. Ici l'effet de rail joue un rôle déterminant et doit être particulièrement pris en considération. Cet effet dit, que lors d'une prise à plus long terme d'une « fleur profonde »[iii], celle « du dessus » ressortira plus fortement. Pour cette raison la thérapie se fait « du haut vers le bas », comme dit Dietmar Krämer, en raison de la fiche d'évaluation qu'il a développée. Les états émotionnels négatifs sont ainsi traités dans le sens inverse de leur apparition.

Ce qui semble compliqué en théorie devient facile à réaliser grâce à la fiche d'évaluation[iv] sur laquelle l'effet de rail et l'effet de rail entier sont visibles au premier coup d'œil. Non seulement la création du mélange de fleurs est ainsi très facile mais un suivi pour le contrôle du déroulement de la thérapie est possible.

Quand toutes les fleurs marquées avec une couleur lors de l'anamnèse[v] sont reportées, la fiche d'évaluation pourrait ressembler à ceci :

---

i   Voir Chapitre 1, le fonctionnement des rails – l'effet de rail, p. 50 et suiv.
ii Cet effet se présente quand 3 trois fleurs d'un même rail de fleurs de Bach sont données ensembles. Il faut **toujours** y faire attention, aussi bien dans les cas aigus que les cas chroniques.
iii En raison de la présentation de la fiche d'évaluation on nomme les fleurs « profondes » et « du dessus ».
iv Voir annexe, p. 214.
v   Voir chapitre 2, utilisation de la fiche d'évaluation, p. 84 et suiv.

CHAPITRE 4 · LA THÉRAPIE

Star of Bethlehem		Gorse	Walnut		Elm	Aspen
Pine		Crab Apple	Sweet Chestnut	Beech	Wild Rose	Mustard
Holly		Rock Water	Vervain	Chestnut Bud	Willow	Impatiens
Centaury		Scleranthus	Agrimony	Water Violet	Gentian	Clematis
B		G	Dü	KS	M	Di
White Chestnut	Cherry Plum	Wild Oat	Honeysuckle		Mustard	Oak
Hornbeam	Agrimony	Vine	Red Chestnut		Heather	Olive
Vervain	Rock Rose	Cerato	Chicory		Mimulus	Impatiens
H	3E	MP	Lu		N	Le
Larch						

1. Fiche d'évaluation

Ce qui semble, à première vue, un peu confus, se laisse très facilement décoder, telle une analyse de laboratoire. Plus la couleur est foncée[i], plus l'état émotionnel négatif est prononcé chez le patient.

Dans la première rangée horizontale se trouvent les champs d'évaluation pour les cinq fleurs extérieures. En dessous à la verticale[ii], se trouvent les champs où les fleurs intérieures sont classées en groupes de trois, correspondant aux douze rails des fleurs de Bach. Sous chaque rail est indiquée l'abréviation du méridien d'acupuncture correspondant[iii]. Le champ tout en bas est celui de la fleur de base Larch ce qui montre la position particulière de cette fleur.

Star of Bethlehem		Gorse	Walnut		Elm	Aspen
Pine		Crab Apple	Sweet Chestnut	Beech	Wild Rose	Mustard
Holly		Rock Water	Vervain	Chestnut Bud	Willow	Impatiens
Centaury		Scleranthus	Agrimony	Water Violet	Gentian	Clematis
B		G	Dü	KS	M	Di
White Chestnut	Cherry Plum	Wild Oat	Honeysuckle		Mustard	Oak
Hornbeam	Agrimony	Vine	Red Chestnut		Heather	Olive
Vervain	Rock Rose	Cerato	Chicory		Mimulus	Impatiens
H	3E	MP	Lu		N	Le
Larch						

---

i Dans cet image en tons gris: blanc = pas nécessaire, gris clair = jaune (faiblement prononcé), gris = vert (moyennement prononcé) et gris foncé = bleu (fortement prononcé).
ii Pour une meilleure illustration ces couleurs sont opaques dans l'image.
iii Voir Dietmar Krämer, « Neue Therapien mit Bachblüten 3 » édition Ansata, Munich.

Création du premier mélange
Chaque mélange de fleurs, prescrit pour le traitement de troubles chroniques et pris sur une durée prolongée, doit toujours contenir les fleurs suivantes :
- Toutes les fleurs extérieures en question
- Toutes les fleurs de décompensation en question

La pratique a démontré que le manque d'une fleur extérieure mène toujours à un blocage de la thérapie. Les états de décompensation non traités se font lors d'une prise de fleurs de Bach sur une plus longue durée, clairement remarquer par une augmentation de la souffrance. Pour cette raison, l'intensivité de l'état émotionnel négatif ne joue aucun rôle pour la prescription. Dans la pratique il s'est avéré judicieux d'employer ces fleurs dès qu'il y a la moindre suspicion de leur besoin.

De ce fait, **chaque premier mélange** doit contenir **Star of Bethlehem**, car chacun a vécu un choc à un moment donné de sa vie.

Dans l'exemple ci-dessus, toutes les cinq fleurs extérieures sont donc prescrites, même si leurs états émotionnels négatifs sont prononcés d'intensités différentes.[i] (Puisqu'il s'agit du premier mélange, Star of Bethlehem est prescrite même si cette fleur n'a pas été marquée d'une couleur). Ensuite, toutes les fleurs de décompensation, à l'exception de Mustard, sont ajoutées à ce mélange de fleurs de Bach. Pour finir, chaque fleur prescrite sera cochée sur la fiche d'évaluations. Ceci facilite le suivi lors des rendez-vous suivants.

---

i Reconnaissables par les différentes nuances de gris.

CHAPITRE 4 · LA THÉRAPIE

La fiche d'évaluation ressemble maintenant à ceci :

Star of Bethlehem ✓		Gorse ✓		Walnut	✓	Elm ✓		Aspen ✓
Pine	✓	Crab Apple ✓	Sweet Chestnut ✓	Beech	✓	Wild Rose ✓		Mustard
Holly		Rock Water	Vervain	Chestnut Bud		Willow		Impatiens
Centaury		Scleranthus	Agrimony	Water Violet		Gentian		Clematis
B		G	Dü	KS		M		Di
White Chestnut ✓	Cherry Plum ✓	Wild Oat ✓	Honeysuckle		✓	Mustard		Oak ✓
Hornbeam	Agrimony	Vine	Red Chestnut			Heather		Olive
Vervain	Rock Rose	Cerato	Chicory			Mimulus		Impatiens
H	3E	MP	Lu			N		Le
			Larch					

1. Mélange

Le premier mélange de fleurs de Bach est constitué de :
Star of Bethlehem, Gorse, Walnut, Elm, Aspen, Pine, Crab Apple, Sweet Chestnut, Beech, Wild Rose, White Chestnut, Cherry Plum, Wild Oat, Honeysuckle, Oak

Après la composition du mélange décrit ci-dessus, on vérifie pour chaque fleur, sur la zone cutanée lui correspondante[i], si et quel complément thérapeutique est nécessaire. Les compléments ainsi trouvés sont prescrits en supplément.

b) Rendez-vous de contrôle
Le premier rendez-vous de contrôle pour actualiser le mélange de fleurs de Bach doit avoir lieu après quatre semaines. La fréquence des rendez-vous suivants dépend de la vitesse à laquelle les états émotionnels négatifs changent chez le patient et nécessitent un changement du mélange de fleurs de Bach. Dans la pratique, une fréquence de quatre semaines au début et de six semaines plus tard, s'est avérée adaptée pour les rendez-vous de contrôle.

---

i Voir chapitre 2, Recherche des compléments thérapeutiques nécessaires, p. 96, et suiv.

Lors du rendez-vous de contrôle le thérapeute doit vérifier les choses suivantes :
- Lesquelles des fleurs prescrites sont encore nécessaires ?
- Est-ce qu'un état émotionnel négatif s'est aggravé ?
- Quels compléments thérapeutiques sont maintenant nécessaires ?

c) L'importance de la documentation pour le suivi
Lors du rendez-vous de contrôle, le patient raconte ce qui est actuel pour lui et/ou quels changements se sont produits sur ses troubles physiques ou émotionnels depuis le dernier rendez-vous. Le thérapeute note à nouveau tout ce que dit le patient et marque la fleur correspondante avec la couleur indiquant l'intensité, tout comme lors de l'anamnèse de début.

Après l'anamnèse spontanée, il faut encore parler des états émotionnels négatifs pour lesquels les fleurs de Bach du dernier mélange ont été prescrites et dont le patient n'a pas encore parlé. Encore une fois, on note ce que dit le patient. Comme un « index » les fleurs marquées par une couleur sont notées à côté des déclarations du patient.

Dans l'exemple ci-dessus, le patient avait parmi d'autres la fleur de White Chestnut dans le premier mélange. Si pendant l'anamnèse spontanée le patient ne mentionne pas d'état émotionnel négatif en relation avec cette fleur ou ne parle pas d'une amélioration la concernant, le thérapeute doit poser une question ciblée. Pour ce faire, il cherche dans ses notes précédentes après « White Chestnut » et lit la déclaration du patient à haute voix. Puis il demande son opinion au patient.

Thérapeute: « *La dernière fois vous disiez : ‹ces derniers temps j'ai une mélodie*[i] *qui ne sort pas de ma tête, ça tourne en boucle et je ne peux pas l'arrêter› – qu'en est-il aujourd'hui ?* »
Patient: « *Quand ça me gêne, je peux le mettre de côté.* »

Dans ce cas l'état White Chestnut du patient s'est amélioré.[ii] A nouveau on note cette déclaration mot pour mot et marque la fleur avec la couleur pour pouvoir plus tard la reporter dans une **nouvelle** fiche d'évaluation.

Il est impossible de suivre le déroulement de la thérapie sans tout noter, mot pour mot, car le patient ne peut reconnaitre ses états émotionnels négatifs qu'à travers ses propres propos.

Comme on le voit sur la fiche d'évaluation, White Chestnut était marqué « bleu »[iii] et prescrit dans le mélange.[iv] Supposons que le thérapeute ait seulement marqué la fleur avec la couleur, mais pas la déclaration du patient. Il aurait été impossible de poser une question ciblée sur l'évolution de cet état émotionnel négatif. Le thérapeute ne se serait sans doute pas souvenu non plus pour quelle raison il avait prescrit cette fleur, quatre semaines plus tôt.

Il pourrait éventuellement poser la question : « *comment va le petit vélo dans la tête ?* », ce qui risque de n'être d'une grande aide ; il est possible que le patient réponde : « *petit vélo dans la tête ? – je n'en ai jamais eu.* »

Et le thérapeute est alors dans l'incapacité de retrouver la raison de la prescription de cette fleur et si le patient en a

---

i   Au mieux le thérapeute note le titre du morceau, par exemple « Alouette ».
ii Le marquage de couleur a évolué de « bleu » à « jaune » (gris foncé à gris clair) depuis le dernier rendez-vous.
iii Ici présenté en gris foncé.
iv Une fleur prescrite est cochée dans la fiche d'évaluation.

encore besoin. Puisque White Chestnut est une fleur de décompensation, la souffrance du patient sera aggravée s'il a besoin de la fleur et qu'elle n'est pas prescrite. A cause de cette négligence du thérapeute, c'est le succès de la thérapie toute entière qui est remis en question.

Dans cet exemple le patient ne s'est jamais plaint d'avoir un petit vélo qui tourne dans la tête mais d'une mélodie dont il n'arrive pas à se débarrasser. Il ne pourra alors jamais se reconnaitre dans la question posée par le thérapeute. En plus, il arrive souvent que les fleurs prescrites fonctionnent si bien, que le patient n'a plus conscience du fait qu'il a un jour eu un problème de ce type. A travers ses propres mots il va quand même pouvoir s'en souvenir. Suite à la question posée un patient m'a dit: «*C'est vrai, je me souviens avoir dit cela, mais depuis je n'ai plus jamais eu ce problème*».

De temps en temps, un patient dit que rien n'a changé depuis le dernier rendez-vous. Presque toujours, après avoir lu les déclarations du rendez-vous précédent, il s'avère que cette affirmation est sans fondement. C'est souvent seulement à ce moment que le patient prend conscience que les choses ont changé de façon positive. C'est pour cette raison qu'il est si important de tout noter.

Quand tous les changements parvenus depuis le dernier rendez-vous ont été abordés, on reporte les fleurs marquées de couleur, comme lors du premier rendez-vous, dans une nouvelle fiche d'évaluation. Celle-ci pourrait ressembler à ceci :

CHAPITRE 4 · LA THÉRAPIE

Star of Bethlehem		Gorse		Walnut		Elm		Aspen
Pine		Crab Apple		Sweet Chestnut	Beech		Wild Rose	Mustard
Holly		Rock Water		Vervain	Chestnut Bud		Willow	Impatiens
Centaury		Scleranthus		Agrimony	Water Violet		Gentian	Clematis
B		G		Dü	KS		M	Di
White Chestnut	Cherry Plum	Wild Oat		Honeysuckle			Mustard	Oak
Hornbeam	Agrimony	Vine		Red Chestnut			Heather	Olive
Vervain	Rock Rose	Cerato		Chicory			Mimulus	Impatiens
H	3E	MP		Lu			N	Le
Larch								

2. Fiche d'évaluation

d) Le deuxième mélange

Les fleurs prescrites restent aussi longtemps dans le mélange que nécessaire, c'est-à-dire jusqu'à ce que l'état émotionnel négatif en question n'apparaisse plus chez le patient. Les fleurs qui ne sont plus nécessaires seront remplacées au fur et à mesure par des fleurs plus profondes.

Dans cet exemple pour Wild Rose qui n'est plus indiqué, on ajoute Willow dans le mélange. Star of Bethlehem n'est également plus nécessaire. Toutefois il n'y a pas de fleur «suivante» pour une fleur extérieure. Elle n'a donc pas de «remplaçante».

Dans le deuxième mélange on peut prescrire, au maximum pour deux rails, une fleur plus profonde. Ceci dépend premièrement du rail qui représente les troubles principaux du patient et deuxièmement de l'état émotionnel négatif le plus prononcé du moment.

Pour la suite on donne ici Pine et Holly ainsi que Crab Apple et Rock Water. La fiche d'évaluation se présente alors comme suit :

Star of Bethlehem		Gorse ✓		Walnut ✓		Elm ✓		Aspen ✓
Pine ✓		Crab Apple ✓	Sweet Chestnut ✓	Beech ✓		Wild Rose	Mustard
Holly ✓		Rock Water ✓		Vervain	Chestnut Bud		Willow ✓	Impatiens
Centaury		Scleranthus		Agrimony	Water Violet		Gentian	Clematis
B		G		Dü	KS		M	Di
White Chestnut ✓	Cherry Plum ✓	Wild Oat ✓		Honeysuckle ✓			Mustard	Oak ✓
Hornbeam	Agrimony	Vine		Red Chestnut			Heather	Olive
Vervain	Rock Rose	Cerato		Chicory			Mimulus	Impatiens
H	3E	MP		Lu			N	Le
Larch								

2. Mélange

Le deuxième mélange est composé de:
Gorse, Walnut, Elm, Aspen, Pine, Holly, Crab Apple, Rock Water, Sweet Chestnut, Beech, Willow, White Chestnut, Cherry Plum, Wild Oat, Honeysuckle, Oak

Il faut également tester le complément nécessaire pour chaque fleur et le prescrire si besoin. Le patient utilise uniquement les pierres précieuses et huiles essentielles actuellement prescrites. Les compléments du précédent mélange ne seront plus utilisés.

e) Les mélanges suivants

Le déroulement de l'anamnèse spontanée et des questions ciblées, à l'aide des dernières notes, reste désormais identique. Après ce procédé, la fiche d'évaluation se présente comme suit :

Star of Bethlehem	Gorse	Walnut		Elm	Aspen
Pine	Crab Apple	Sweet Chestnut	Beech	Wild Rose	Mustard
Holly	Rock Water	Vervain	Chestnut Bud	Willow	Impatiens
Centaury	Scleranthus	Agrimony	Water Violet	Gentian	Clematis
B	G	Dü	KS	M	Di
White Chestnut	Cherry Plum	Wild Oat	Honeysuckle	Mustard	Oak
Hornbeam	Agrimony	Vine	Red Chestnut	Heather	Olive
Vervain	Rock Rose	Cerato	Chicory	Mimulus	Impatiens
H	3E	MP	Lu	N	Le
Larch					

3. Fiche d'évaluation

Une fois de plus s'applique la règle : Les fleurs prescrites restent aussi longtemps dans le mélange que nécessaire. Quand elles ne sont plus nécessaires elles sont remplacées par une fleur plus profonde.

CHAPITRE 4 · LA THÉRAPIE

Star of Bethlehem		Gorse ✓	Walnut ✓	Elm	Aspen
Pine ✓	Crab Apple	Sweet Chestnut ✓	Beech	Wild Rose	Mustard
Holly	Rock Water ✓	Vervain ✓	Chestnut Bud ✓	Willow	Impatiens
Centaury ✓	Scleranthus ✓	Agrimony	Water Violet	Gentian ✓	Clematis
B	G	Dü	KS	M	Di
White Chestnut	Cherry Plum ✓	Wild Oat	Honeysuckle	Mustard	Oak ✓
Hornbeam	Agrimony	Vine	Red Chestnut	Heather	Olive
Vervain ✓	Rock Rose	Cerato ✓	Chicory ✓	Mimulus	Impatiens
H	3E	MP	Lu	N	Le
Larch					

3. Mélange

Ainsi le mélange se compose de :
Gorse, Walnut, Pine, Centaury, Rock Water, Scleranthus, Sweet Chestnut, Vervain, Chestnut Bud, Gentian, Cherry Plum, Cerato, Chicory, Oak

Dans cet exemple de cas simplifié, les états émotionnels négatifs des fleurs extérieures et des fleurs de décompensation ont disparus assez rapidement. En pratique, elles peuvent persister bien plus longtemps, ce qui ne change en rien le procédé thérapeutique. Ici s'applique la règle : « plutôt une fleur extérieure et de décompensation de trop que pas assez et plus le niveau de la fleur est profond plutôt une fleur[i] en moins qu'une fleur de trop ! »

C'est à dire qu'il est préférable de travailler lentement « vers le bas » que de vouloir, par ambition mal placée, arriver le plus vite possible « vers le bas ». Ceci est particulièrement vrai pour la fleur de base, Larch. On ne peut prescrire Larch sans souci, si elle est indiquée, que lorsque le patient n'a plus besoin de fleurs extérieures et de fleurs de décompensation.

La position particulière de Larch dans la fiche d'évaluation
Au sein d'un même rail, une fleur de communication peut aggraver les états émotionnels d'une fleur de compensation

---

i Fleur de compensation, fleur de communication ou fleur de base.

et de décompensation[i]. La fleur de base Larch peut aggraver **chaque** état émotionnel négatif. Ceci est valable pour toutes les fleurs d'un rail, donc également pour la fleur de communication, pour toutes les fleurs extérieures et pour toutes les autres fleurs. C'est la raison pour laquelle Larch se trouve au-dessous de toutes les autres fleurs dans la fiche d'évaluation. Il n'y a aucun sens à prescrire la fleur de base le plus tôt possible[ii].

f) Limites du mélange de fleurs de Bach

Il y a deux limites qu'il faut prendre en considération lors d'une prescription de fleurs de Bach :
- Il ne faut jamais donner les trois fleurs d'un rail de fleurs de Bach en même temps.[iii]
- Un mélange de fleurs de Bach ne doit pas contenir plus de vingt fleurs.

« L'effet de rail entier » résulte de la prise simultanée des trois fleurs d'un même rail. Il est normalement impossible que cela arrive lors d'une utilisation correcte[iv] et d'une tenue consciencieuse de la fiche d'évaluation. Lors du report des fleurs marquées de leur couleur sur la fiche, il faut faire attention au fait que Agrimony, Impatiens, Mustard et Vervain sont présents dans deux rails simultanément. Les champs de ces fleurs doivent pour cette raison être marqués aux deux endroits de la

---

i   Voir chapitre 1, le fonctionnement des rails – l'effet de rail, p. 50 et suiv.
ii Malheureusement, certaines personnes pensent que la fleur de base devrait toujours être présente dans le mélange puisqu'elle est la base. Cela est complètement faux, comme expliqué ci-dessus.
iii A l'exception de « La thérapie avec des rails entiers », voir p. 147 et suiv.
iv C'est-à-dire qu'on utilise uniquement des fleurs en externe qui sont aussi données en interne. Voir chapitre 3, Utilisation des fleurs de Bach en externe, p. 110 et suiv.

fiche d'évaluation. Une omission pourrait engendrer la prescription involontaire d'un rail entier.

Pour le traitement de troubles chroniques il est tout à fait possible de donner, si nécessaire, jusqu'à vingt fleurs simultanément sans problème. Comme on peut le voir dans l'exemple simplifié ci-dessus, seize fleurs sont déjà prescrites au deuxième mélange. L'expérience de Dietmar Krämer sur de nombreuses années de pratique a néanmoins démontré que le patient ne se sent pas bien quand plus de 20 fleurs se trouvent dans son mélange. La raison semble se trouver dans le fait que trop d'archétypes sont traités en même temps.

3. Réactions

Le contrôle du déroulement de la thérapie dans des cas chroniques[i] est uniquement possible avec une fiche d'évaluation soigneusement tenue à chaque rendez-vous. L'avancement de la thérapie des fleurs de Bach, avec les fleurs et les compléments testés (huiles essentielles, pierres précieuses) se mesure exclusivement à l'aide des changements positifs des états émotionnels. Ici il faut d'abord voir chaque fleur individuellement, puis en contexte avec son rail pour pouvoir évoluer l'avancement du traitement.

Généralement, il y a trois schémas de réactions possibles en relation avec chaque fleur et visible dans la fiche d'évaluation de manière suivante :
• Le marquage coloré devient plus clair (amélioration)

---

i Dans les cas aigus, le succès thérapeutique est évident, en raison d'une amélioration immédiate des problèmes.

- Le marquage coloré reste inchangé (pas de changement)
- Le marquage coloré devient plus sombre (aggravation)

a) Amélioration d'un état émotionnel négatif
Le succès thérapeutique se mesure, pour les nouvelles thérapies, par l'amélioration des états émotionnels négatifs dont le patient se plaint, comme démontré dans l'exemple ci-dessus concernant White Chestnut. Avant le premier mélange le patient se plaignait d'une mélodie qui tournait dans sa tête, après la prise du premier mélange, elle a disparu ou s'est sensiblement atténuée. Ceci a été documenté en conséquence dans la fiche d'évaluation.

On peut souvent observer que les états émotionnels négatifs de fleurs plus profondes s'améliorent, bien que les fleurs ne soient pas encore prescrites. Dans l'exemple du cas ci-dessus on peut le remarquer chez Impatiens[i], Chestnut Bud, et Red Chestnut.

Cette réaction « d'amélioration » est tout à fait acceptable et montre que la thérapie est en bonne voie.

b) Etat émotionnel négatif inchangé
Dans l'exemple ci-dessus on peut voir, concernant la fleur de Walnut, que la couleur sur la fiche d'évaluation reste inchangée. Cela signifie qu'un état émotionnel négatif n'a pas changé, malgré la prise de la fleur. Il y a trois raisons possibles :
1. Il est possible que cette émotion négative existe depuis très longtemps déjà, et qu'elle ait en conséquence besoin de plus de temps pour disparaitre complètement.

---

i Puisque Impatiens apparaît dans deux rails différents, il semble qu'elle s'est améliorée toute seule, sans prise de fleurs. Mais ce n'est pas le cas, puisque Oak était prescrit.

2. L'état actuel laisse penser que le patient a besoin de la pierre correspondante. Il s'agit ici d'un indice que seul un thérapeute qui ne maîtrise pas le test du niveau thérapeutique[i], devra prendre en compte. Dans le cas où la pierre était déjà prescrite, il faut demander, si elle a été régulièrement nettoyée énergétiquement.[ii]
3. Comme Walnut est une fleur extérieure, il est possible que le patient se trouve en conflit intérieur permanent avec la situation extérieure. Il souhaite par exemple intérieurement faire autre chose, comme changer de métier, mais son entourage lui fait savoir qu'il n'est pas d'accord à cause des contraintes que cela leur apporterait. Il se peut ainsi que l'état émotionnel négatif reste inchangé jusqu'à ce que le patient fasse ce qu'intérieurement il ressent comme étant la bonne chose. Des réactions semblables sont possibles pour toutes les fleurs extérieures, mais pas pour les fleurs intérieures.

La réaction « inchangée » n'est pas dramatique et reste dans le cadre. Cette fleur doit seulement être surveillée et les trois raisons possibles doivent être prises en considération.

c) Aggravation de l'état émotionnel négatif
Ici il faut distinguer si la fleur qui représente cet état émotionnel négatif, était prescrite ou pas.

---

[i] Chaque premier week-end de décembre, Dietmar Krämer tient un séminaire pour apprendre cette technique.
[ii] Voir Chapitre 3, nettoyage des pierres précieuses, p. 120 et suiv.

Aggravation des états émotionnels négatifs des fleurs non prescrites

Dans l'exemple ci-dessus, l'état émotionnel négatif qui correspond à la fleur de Holly est apparu pour la première fois après la prise du mélange qui contenait, entre autres, la fleur Pine. Dans la première fiche d'évaluation Holly n'est pas marquée de tout, et dans la deuxième elle est marquée en « bleu »[i].

Le phénomène peut se comparer à une pile d'assiettes, on enlève la première pour qu'ensuite la deuxième devienne visible. Il ne s'agit donc pas vraiment d'une aggravation, mais d'un processus physiologique qui repose sur l'effet de rail. Dans de tels cas, se manifeste le besoin de traiter la fleur concernée. Dans l'exemple de cas ci-dessus, Holly a été prescrite dans le deuxième mélange parce qu'elle était la seule fleur de compensation qui était ressortie plus forte. Dans le troisième mélange cette fleur n'était plus nécessaire parce que l'état émotionnel négatif en question s'était apaisé.

Il en va de même pour la fleur Scleranthus. Cette fleur était d'abord marquée en « jaune » puis plus tard en « bleu ». Il aurait été trop tôt de prescrire Scleranthus dans ce cas précis, puisque Rock Water était resté inchangé. On a donc prescrit Crab Apple et Rock Water dans le mélange afin de « s'approcher » de Scleranthus. Dans le troisième mélange, Crab Apple n'était déjà plus nécessaire et Rock Water a pu être prescrit avec Scleranthus.

Une autre possibilité est que l'état émotionnel négatif d'une fleur non prescrite s'aggrave parce que la fleur a été retirée trop tôt du mélange, alors que le patient en avait encore besoin. Il peut arriver qu'un état émotionnel négatif reste de façon latent et très faiblement présent, ce qui le rend difficilement

---

i Ici gris-foncé.

détectable. Si cet état refait surface, il suffit de rajouter à nouveau la fleur en question dans le mélange.

Aggravation des états émotionnels négatifs des fleurs prescrites
Dans l'exemple ci-dessus, Elm était la seule fleur pour laquelle **l'état émotionnel** négatif s'est **aggravé malgré la prescription**.
Il y a deux causes possibles à ce phénomène :
1. La patient a maintenant besoin de l'huile essentielle en complément de la fleur. Si l'huile était déjà prescrite, il faut se poser les questions : Est-ce que c'est la bonne huile essentielle ?[i] – Est-ce qu'elle était utilisée correctement ?[ii]
2. Le patient a placé la pierre précieuse, correspondant à cette fleur, dans le lit ou à proximité du lit.[iii]
3. Le patient a oublié de mettre cette fleur dans le mélange.
4. La situation externe a changé. Ceci affecte uniquement les fleurs extérieures.

Dans le cas ci-dessus, c'est l'état émotionnel négatif d'Elm qui s'est aggravé. Il est possible que ce soit pour des raisons externes, plusieurs travaux urgents à faire rapidement ou dans un délai précis.

Lors d'une réaction « d'aggravation » **il faut** trouver la raison et si besoin changer le mélange ou le compléter, par la prescription d'une huile essentielle par exemple.

Comment procéder dans le cas d'aggravations
De temps en temps, il arrive qu'un patient se plaigne d'aller moins bien, après la prise du dernier mélange de fleurs

---
i Voir Chapitre 1, compléments aux fleurs de Bach, p. 56 et suiv.
ii Voir Chapitre 3, utilisation des huiles essentielles pour les nouvelles thérapies, p. 114 et suiv.
iii Voir Chapitre 3, utilisation la nuit, p. 120 et suiv.

de Bach. Afin de trouver l'origine de cette réaction, le thérapeute doit d'abord comparer les dernières fiches d'évaluation. En premier lieu, il recherche les fleurs qui étaient prescrites dans le mélange précédent et qui ne le sont plus dans le mélange actuel (celui avec lequel le patient ne se sent pas bien). Si les symptômes indiquent clairement une fleur en particulier, c'est qu'elle doit à nouveau être prescrite. Par contre, si aucune fleur n'a été retirée de la prescription et que seules de nouvelles fleurs ont été ajoutées, il faut chercher la raison aux niveaux thérapeutiques. C'est souvent qu'il manque une huile essentielle correspondante ou que celle-ci n'est pas utilisée correctement.[i]

L'utilisation correcte des huiles essentielles est très importante, il faut s'assurer des bonnes correspondances.[ii] Elles ne doivent pas être mélangées entre elles[iii] et elles doivent être utilisées en application sur tout le corps.

Dans de cas très rares, il peut arriver qu'un patient aille sensiblement moins bien, malgré l'utilisation correcte de la bonne huile essentielle. Il faut alors chercher la raison au niveau énergétique.[iv] Les thérapies adaptées dans ces cas extrêmement rares, sont de boire de l'eau activée par la couleur et de chanter le son de résonnance du rail de fleurs de Bach auquel appartient la fleur en question.

---

[i] Voir Chapitre 3, utilisation des huiles essentielles pour les nouvelles thérapies, p. 114 et suiv.
[ii] Voir Chapitre 1, compléments aux fleurs de Bach, p. 56 et suiv.
[iii] Les huiles essentielles mélangées n'ont plus d'effet sur l'archétype. A cause de la prise continuelle du mélange de fleurs de Bach, l'effet de niveau thérapeutique continue à se manifester.
[iv] Cette suspicion peut seulement être confirmée par un diagnostic sensitif particulier qui est enseigné lors de cours pour thérapeutes confirmés.

4. Formes particulières

a) Thérapie avec des rails entiers

En général, lors de la prescription[i] des fleurs de Bach il faut toujours faire attention à ne **jamais** donner les trois fleurs d'un même rail en même temps parce-que cela peut provoquer des réactions très désagréables. Dietmar Krämer a observé que les patients qui prenaient un rail entier, allaient rapidement moins bien, alors qu'en prenant deux fleurs du même rail, ils allaient mieux. Par exemple, l'état d'épuisement d'une patiente s'est aggravé à cause de la prise simultanée de Impatiens, Olive et Oak, et ce à un tel point, qu'elle s'est presque écroulée physiquement. Alors qu'avec le mélange précédant qui contenait uniquement Olive et Oak, elle allait sensiblement mieux.

Une telle réaction à la prise de fleurs de Bach est totalement atypique. Les fleurs de Bach agissent, en principe, uniquement au niveau du corps émotionnel. Ce corps subtil a la capacité d'absorber et d'intégrer les vibrations en respectant la proportion de 1 pour 1, c'est la raison pour laquelle il ne peut jamais être surchargé. Le corps éthérique est par contre connu pour ce genre de réactions. Chaque stimulation du corps éthérique doit être bien dosée afin d'éviter une sur-stimulation qui déclencherait une réaction excessive.

En raison de ce fait, Dietmar Krämer a découvert qu'un rail entier n'agit plus sur le corps émotionnel mais sur le corps éthérique. Dans l'exemple ci-dessus on a alors stimulé le méridien correspondant à ce rail (le méridien foie), par la prise des fleurs de Bach en interne. Lors de la découverte des rails des fleurs de Bach, Dietmar Krämer avait déjà supposé

---

[i] Par la méthode du verre d'eau, du flacon compte-gouttes et l'utilisation en externe.

que les douze rails avaient un lien direct avec les douze méridiens d'acupuncture. Vu les réactions apparues, il a réfléchi sur le fait que ce lien pouvait, d'une façon ou d'une autre, avoir un intérêt thérapeutique. Après réflexion, Dietmar Krämer a combiné chaque fois deux rails, plus la fleur extérieure, suivant les règles de l'acupuncture[i] et il a ainsi développé une nouvelle forme de thérapie – la thérapie des rails entiers des fleurs de Bach.[ii]

Avec cette découverte il fut pour la première fois possible de stimuler les méridiens directement par la prise orale d'un médicament. Cette méthode affecte le méridien en entier et non seulement les points d'acupuncture individuels, comme c'est par exemple le cas lors de la pose des aiguilles d'acupuncture. Pendant la prise des combinaisons de rails de fleurs de Bach, le méridien à traiter est ponctuellement inondé de Chi. Pendant ce temps, on peut observer sa couleur devenir de plus en plus intense dans l'aura. Les points d'acupuncture bloqués sont visibles comme des taches foncées, qui redeviennent lumineuses, quand le chi les a inondés.

Pour moi se posèrent alors les questions suivantes : « que se passe-t-il dans l'aura, dans le cas d'une utilisation locale[iii] des combinaisons des rails de fleurs de Bach ? Y-a-t-il une différence avec l'utilisation d'une fleur seule, et si oui – laquelle ? »
Les tests effectués ensuite ont montré que le trou de l'aura se refermait en appliquant[iv] une fleur seule sur la zone cuta-

---

[i] En raison des possibilités de combinaisons, on obtient exactement sept combinaisons de rails de fleurs de Bach.
[ii] Voir Dietmar Krämer, « Neue Therapien mit Bach-Blüten 3, Edition Ansata.
[iii] Les combinaisons de rails de fleurs de Bach se donnent toujours en interne.
[iv] Sous forme de compresse de fleurs de Bach, ou de crème

née correspondante. Dans le même temps, il était possible d'observer le changement de coloration entier de l'aura du fait de la modification simultanée de l'état émotionnel négatif responsable du trou. Lors de l'application locale d'une combinaison de rails de fleurs de Bach sur une zone cutanée correspondant à une des fleurs présentes dans la combinaison de rails, le trou dans l'aura se referme, mais la modification complète de la coloration de l'aura n'a pas lieu.

L'utilisation pratique d'une combinaison de rails de fleurs de Bach pour des troubles physiques aigus[i] est assez simple, on prescrit la combinaison de rails en fonction de l'état émotionnel négatif prédominant.

Exemple :
Une participante au séminaire âgée de 27 ans voulait annuler sa venue car elle souffrait des symptômes d'un début d'état grippal avec légère fièvre, rhume et lourdeur de tête. Elle disait qu'elle était surmenée ce dernier temps et, en conséquence, complètement épuisée.

Les fleurs de Bach indiqués dans ce cas sont :
Oak à cause du surmenage et Olive en raison de l'épuisement total. En raison de la nécessité de ces fleurs, on a prescrit les rails entiers d'Impatiens et Clematis, plus la fleur extérieure Aspen. La prise s'est faite par la méthode du verre d'eau. Le lendemain, tous les symptômes de l'état grippal avaient disparu et elle a pu participer au séminaire.

---

i J'aimerais déconseiller tout particulièrement les tentatives d'auto-traitement. Les troubles physiques aigus peuvent être dus à des maladies graves. Un diagnostic effectué par un professionnel de santé, médecin ou thérapeute qualifié, est alors indispensable.

Cette méthode de thérapie a beau être très efficace pour les troubles physiques aigus, ni les troubles aigus émotionnels, ni les troubles chroniques ne peuvent être traités de cette façon, parce-que la combinaison de rails de fleurs de Bach n'agit plus dans le corps émotionnel. Les états émotionnels négatifs responsables des troubles aigus ne sont pas traités de cette façon.

Les troubles émotionnels aigus se traitent par l'application de fleurs individuelles ou de leurs compléments et les troubles chroniques ne se traitent efficacement que « du haut vers le bas » en prenant en compte l'effet de niveau thérapeutique.

b) Mélanges pré-préparés

De nombreux auteurs vantent sans cesse les vertus de différents mélanges de fleurs de Bach pré-préparés. Ceux-ci sont censés aider pour, par exemple, les troubles du sommeil, les séparations, les troubles de la ménopause ou les dépressions. A l'exception d'un seul mélange pré-préparé, le Rescue Remedy[i], on ne peut s'attendre à un véritable bénéfice des autres mélanges pré-préparés pour le patient.

Les fleurs de Bach prises sur une longue durée déclenchent aussi bien l'effet de rail que l'effet de niveau thérapeutique. Les mélanges pré-préparés ne sont en conséquence utiles que dans les cas aigus. Mais les états émotionnels négatifs sont généralement si évidents dans les cas aigus qu'on peut directement donner les fleurs nécessaires. Pour les indications ci-dessus, il s'agit dans la plupart des cas de problèmes chroniques qui ne se traitent efficacement que par la thérapie « du haut vers le bas » en prenant en considération les niveaux thérapeutiques.

---

i Ce mélange pré-préparé a été élaboré par le Dr. Edward Bach.

c) Le remède d'urgence – Rescue Remedy
Le mélange de fleurs de Bach le plus connu est certainement le Rescue-Remedy, développé par le Dr. Edward Bach comme gouttes de premier secours.

Le Rescue-Remedy est composé des fleurs de Bach suivantes :
- Star of Bethlehem
- Cherry Plum
- Rock Rose
- Impatiens
- Clematis

Concernant le domaine d'application de ce mélange, Bach a écrit :
« *Lors d'un événement soudain et inattendu, qu'il soit grand ou petit :*
Lors de gros soucis, grand malheur, lors de mauvaises nouvelles inattendues, trop grande joie, après un accident, pour une brûlure ou simplement une coupure du doigt, etc. »[12]

Dans ces situations Bach conseille de prendre les gouttes d'urgence par la méthode du verre d'eau. « *La personne souffrante en boit au début par petits gorgées rapprochées, jusqu'à ce qu'elle devienne plus calme. Plus tard il suffit, en fonction du besoin, d'une prise tous les quarts d'heure puis toutes les demies heures ou toutes les heures.* »[13]

Aujourd'hui le mélange est utilisé pour tout et n'importe quoi, comme par exemple :

« *Quand on appréhende quelque chose : visite chez le dentiste, rendez-vous pour un divorce, entretien d'embauche, examen de permis de conduire, opération.* »[i]

La peur du dentiste ou d'une opération concerne une peur de choses concrètement observables. Dans ces cas c'est Mimulus qui est indiqué. Puisque cette fleur ne se trouve pas dans les gouttes d'urgence, ce mélange ne peut pas vraiment aider le patient.

Un rendez-vous concernant un divorce n'indique pas clairement un archétype en particulier. Il faut clarifier individuellement le problème de la personne concernée dans cette situation.

Lors d'un entretien d'embauche et de l'examen du permis de conduire il s'agit la plupart du temps de la peur de ne pas réussir dans cette situation (Larch – manque de confiance en soi). Souvent il s'y ajoute une surcharge ponctuelle (Elm).

Avec une prise prolongée du Rescue Remedy, l'effet de rail ainsi que l'effet de niveau thérapeutique se font sentir. De ce fait, il est souvent observé qu'un « état Mustard » latent s'aggrave, parce que dans le mélange pré-préparé du Rescue Remedy se trouvent Clematis et Impatiens. Certaines personnes concernées se plaignent aussi d'une sensation de nervosité et de tensions aggravés. Dans ce cas les patients ont besoin de l'huile essentielle correspondant à la fleur de Bach en question (dans ce cas Cherry Plum/Impatiens) qui se manifeste

---

[i] Mechthild Scheffer, Bach-Blütentherapie, Edition Heinrich Hugendubel, Munich 1981, p. 263.

de plus en plus fortement à cause de la prise continuelle de la fleur (effet de niveau thérapeutique).

Il y a en plus le risque que les trois fleurs d'un même rail se trouvent associées si le patient prend d'autres fleurs, en plus du remède d'urgence. A ce sujet, il faut faire attention au fait que la crème d'urgence – Rescue Crème – contient en plus des cinq fleurs déjà nommées, la fleur Crab Apple.

Si un patient subit une situation où il a vraiment besoin du Rescue Remedy, il doit arrêter son mélange personnel et suspendre la prise jusqu'à ce qu'il n'ait plus besoin du Rescue Remedy.

Conclusion :
Le Dr. Bach n'a pas développé les gouttes d'urgence pour une prise à long terme, mais en tant que « remède d'urgence » pour des situations exceptionnelles et difficiles à surmonter. Dans une situation de danger de mort, elles sont utiles en tant que « mesure de première urgence » en attendant l'arrivée des secours. Mais elles ne remplacent, en aucun cas, le thérapeute et la thérapie.

d) Traitement des blessures
Les essences florales de Bach peuvent aussi être utilisées pour le traitement des blessures. La topographie de zones cutanées ne joue aucun rôle dans ce cas, contrairement au type d'impact traumatique, comme par exemple une contusion, distorsion ou brûlure.

Si par exemple quelqu'un se brûle la main gauche avec de l'eau chaude, le fait que cette brûlure se trouve dans une zone de Vervain, Holly, Beech ou Oak n'a aucune incidence.

L'événement constitue, pour les cellules du corps concernées, une expérience de choc, et dans ce cas, c'est donc Star of Bethlehem qui est indiqué.

Seules les cinq fleurs extérieures entrent en ligne de compte dans le traitement des blessures. Elles sont utilisées en externe, indépendamment de la topographie des zones cutanées[i] :
- *Star of Bethlehem,* pour les coups, contusions et brûlures légères
- *Gorse* pour le traitement de plaies qui guérissent mal[ii]
- *Walnut* lors de coupures et pour cicatrices perturbées
- *Elm* pour toute sorte de surmenage, tel que courbatures, distorsions ou entorses
- *Aspen* pour les conséquences d'influences astrales, comme par exemple après avoir touché des objets occultes appartenant à des cultures étrangères, avec lesquels des rituels étaient pratiqués

Le traitement des blessures décrites ci-dessus se fait en externe avec des compresses de fleurs de Bach ou une crème. En complément, la fleur se prend en interne par la méthode du verre d'eau.

e) La crème pour cicatrices
La crème pour cicatrices est une forme particulière de crème aux fleurs de Bach. Elle a été développée par Dietmar Krämer

---

i De toute évidence les fleurs de Bach ne s'appliquent jamais sur une plaie ouverte.

ii Dans ces cas, il faut toujours prendre en compte la constitution générale du patient, une plaie ouverte peut être une possibilité pour le corps d'éliminer des toxines.

et ne s'applique sur aucune des zones cutanées en particulier mais elle sert à traiter des « champs de cicatrice perturbée ». Il s'agit ici de cicatrices qui viennent de coupures ou d'opérations[i] et qui n'ont pas entièrement énergétiquement guéri. De l'extérieur, ces cicatrices ne se font que très rarement remarquer et il est impossible de voir qu'elles constituent un « champ perturbé » pour le corps.

Le diagnostic « cicatrice perturbée » peut être établi à l'aide de l'électro-acupuncture tout comme par le test de l'aura. Il se forme au dessus d'une cicatrice perturbée, une fissure étroite en forme de V.[ii] Une telle cicatrice interrompt, à cet endroit, la circulation énergétique du corps et peut provoquer des perturbations à distance dans n'importe quelle partie du corps, ce qui peut alors provoquer des troubles corporels de toutes sortes.[iii] Ceci est particulièrement délicat, quand la cicatrice se trouve de surcroit, sur le tracé d'un méridien d'acupuncture.

Les champs perturbés par des cicatrices apparaissent uniquement chez les personnes qui ont un problème avec des situations de renouveau (Walnut). L'impossibilité de guérir complètement les coupures du fait qu'un renouvellement des tissus soit nécessaire en est une conséquence. Chaque coupure devient ainsi un champ de cicatrice perturbée. Il peut se passer plusieurs années avant l'apparition de troubles physiques. Les champs de cicatrices perturbées sont un problème chronique. Pour leur traitement, les niveaux thérapeutiques jouent donc un rôle décisif. Les zones cutanées archétypales d'une

---

i   Les cicatrices à la suite de brûlures ne peuvent pas être traitées avec cette crème. En règle générale elles ne présentent pas de perturbations.
ii Il faut un certain entrainement pour pouvoir sentir ces fissures étroites.
iii Dans le cas de troubles physiques résistant à la thérapie, il faudra traiter toutes les cicatrices du corps afin d'exclure une perturbation de cicatrice qui serait la cause du trouble.

fleur individuelle réagissent normalement toujours de façon synchrone. A savoir, si sur la zone cutanée de Pine au niveau du ventre, la fleur occasionne l'effet de résonnance, ce sera le cas pour toutes les autres zones de Pine. Cette règle ne vaut pas pour les champs de cicatrices perturbées. Ils représentent chaque fois un « enregistrement instantané » du niveau thérapeutique qui était actuel au moment de la blessure. La conséquence en est que différentes cicatrices chez une même personne peuvent réagir inégalement lors du test de niveau thérapeutique. La crème pour cicatrices a justement été développée pour cette raison, afin de pouvoir couvrir tous les niveaux thérapeutiques d'une cicatrice perturbée avec une seule crème.

La crème est composée de :
- Bio-Sun Lotion electric'
- Healing Herb Walnut (Elixir floral de Bach d'après Julian Barnard)
- Elixir de turquoise
- Huile essentielle de narcisse

En plus des compléments de Walnut (élixir de turquoise et huile essentielle de narcisse), la crème pour cicatrices contient une lotion spéciale qui augmente la conductivité de la peau. Elle crée une passerelle temporaire au-dessus du champ perturbé et diminue ainsi les troubles provoqués jusqu'à la guérison complète de la cicatrice.

5. Compléments thérapeutiques sans utilité

a) La « méthode des quatre flacons »

Concernant la « méthode des quatre flacons » il s'agit d'un soi-disant « développement de la thérapie avec des rails entiers » de Wilhelm Pfeiffer à Vienne, Autriche. Il a eu l'idée de combiner les sept combinaisons de rails de fleurs de Bach entre elles. Dans QUATRE flacons compte-gouttes, il mélange ainsi DEUX combinaisons de rails de fleur de Bach complets qu'il faudra prendre chaque jour en alternance; après quatre jours on recommence au début. Après des « crises thérapeutiques » terribles au début, il dit s'être senti particulièrement bien après.

Je dois ici expressément mettre en garde contre cette méthode ! Pour une personne en bonne santé[i] elle ne provoque pas de dégâts évidents mais, pour un malade, elle est plus que hasardeuse car les réactions provoquées ne peuvent plus être traitées par aucune autre thérapie.

Premièrement, aucun état émotionnel négatif responsable des troubles de la personne concernée n'est traité ici, puisque les rails entiers des fleurs de Bach agissent seulement sur le corps éthérique. Deuxièmement, tout le système énergétique est totalement sur-stimulé, ce qui tôt ou tard, provoque inévitablement des réactions violentes.

Un des dégâts provoqué par cette méthode, qui semble à première vue anodine, est que le système énergétique est forcé à rester en équilibre. Pour la personne concernée il n'y a plus aucun moyen de somatiser ses émotions négatives. Elle n'a donc plus de « retour d'informations » pour savoir si elle

---

i Ici il faut remarquer qu'une personne en bonne santé n'a pas besoin de thérapie.

est en accord ou non avec son Soi-supérieur, puisqu'elle ne peut plus tomber physiquement malade.[i]

b) Les affirmations

Dans certains livres concernant la thérapie des fleurs de Bach il est question « d'affirmations », de « devises positives » ou encore de « devises pour programmer ». Afin de renforcer l'action de fleurs, elles sont récitées de façon répétitive pendant la prise du mélange. Je ne peux que mettre en garde contre une telle « complémentation de thérapie », car le patient, à cause d'un tel conditionnement mental, n'est plus capable de bien identifier ses émotions.

Exemple :
Affirmation complémentaire : *« je ne me sens pas coupable »*
Si le thérapeute demande : *« Souffrez-vous d'un sentiment de culpabilité ? »*,
La réponse du patient qui pratique l'affirmation ci-dessus ne peut être autre que *« non je ne me sens coupable de rien »*, même s'il a encore des douleurs dans la zone de Pine.

Supposons que les affirmations ont un effet archétypal, alors les trous concernés dans l'aura devraient se fermer lors des récitations. De surcroît, pour qu'une affirmation fonctionne, elle devrait être formulée dans une langue qui n'est liée à aucune culture, époque, race, religion, niveau social, etc., pour déclencher la même réaction chez tout le monde, partout dans le monde.[ii]

Du fait que les structures du corps mental sont plus influencées par les intentions inconscientes derrière une pensée

---

[i] Voir chapitre 1, l'approche thérapeutique de Bach, p. 19 et suiv.
[ii] Comme c'est le cas, par exemple, pour les fleurs de Bach.

que par la pensée concrète elle-même, il se pose la question de l'utilité quelconque d'une affirmation. A chaque répétition de la « devise positive » la personne concernée se rappelle, même de façon inconsciente, quel est son problème et il reste ainsi d'actualité.

c) La méditation des fleurs de Bach
Ce qui est appelé « la méditation des fleurs de Bach » est également un complément de thérapie « sans utilité ». Le patient est ici sensé ancrer les « concepts de l'âme »[i] positifs des fleurs de Bach par la méditation pour augmenter l'effet des élixirs floraux. Pour la méditation, des phrases affirmatives sont à nouveau utilisées, ce qui a pratiquement le même effet que les affirmations récitées.

Une autre technique de méditation préconise que la personne regarde simplement une photo de la fleur de Bach en question. Aucun effet thérapeutique, même infime, ne peut être observé avec cette méthode.[ii]

d) Thérapie des fleurs de Bach et homéopathie
En principe, il n'y a aucun problème à combiner la thérapie des fleurs de Bach avec l'homéopathie[iii], car les deux méthodes se complètent, du fait qu'elles agissent à des niveaux thérapeutiques différents. La prise simultanée de remèdes homéopathiques et de fleurs de Bach **n'influence donc pas leur efficacité**.

---

[i] Voir chapitre 6, les fondements spirituels des fleurs de Bach, p. 202.
[ii] La couleur de l'aura n'a pas changé, le trou dans l'aura au-dessus de la zone concernée ne s'est pas refermé.
[iii] Dietmar Krämer, qui a lui-même pratiqué l'homéopathie classique pendant des années, a pris ses distances par rapport avec cette forme de thérapie.

Il existe néanmoins une difficulté thérapeutique : en combinant les deux méthodes, il arrive facilement que des états émotionnels négatifs, qui servaient de base pour le choix du remède homéopathique, disparaissent grâce à la thérapie avec les essences florales. Il devient alors difficile pour l'homéopathe de savoir si son remède homéopathique a fait effet ou non. En homéopathie, il est pourtant indispensable de pouvoir en juger car le traitement homéopathique agit de « l'intérieur vers l'extérieur », l'état émotionnel s'améliore d'abord et les troubles physiques disparaissent ensuite en général. Si, par contre, les états émotionnels du patient changent suite à la prise des fleurs de Bach, les symptômes émotionnels ne sont plus utilisables pour le choix du remède homéopathique. Une combinaison des deux formes de thérapie n'est envisageable que quand elles sont pratiquées par le même thérapeute. Si ce n'est pas possible, le patient doit choisir entre l'une des deux formes de thérapie.

CHAPITRE 5

Ethique dans la thérapie

1. Le libre arbitre

Avoir le libre arbitre signifie qu'une personne peut librement prendre des décisions, de son propre chef, sans contrôle extérieur. Elle dirige ainsi librement ses actions et a le droit de moduler sa vie comme elle le souhaite. Avec le libre arbitre, chacun peut et doit décider de ce qu'il veut ou ne veut pas. En raison des conséquences qui résultent de ses actions, il va tirer des conclusions et savoir s'il est oui ou non en accord avec elles. Si par exemple une personne mange une délicieuse glace par une chaude journée d'été, elle va faire l'expérience d'une chose agréable, elle sera contente de cette action et peut-être même heureuse. Par contre, si elle se tape sur le doigt avec un marteau en essayant d'accrocher un cadre, elle aura mal et réfléchira à la façon de faire autrement.

Concernant l'importance du libre arbitre, le Dr. Bach a écrit : « *Notre seul devoir est de suivre le commandement de notre conscience, et celle-ci ne permettra jamais, à aucun moment, la domination par une autre personnalité. Chacun devrait savoir que son âme a prévu une mission précise pour lui, et tant qu'il n'accomplit pas cette mission – même s'il n'en est pas conscient –, il crée inévitablement un conflit entre son âme et sa personnalité. Et ce conflit se manifestera nécessairement sous forme de perturbations corporelles.* »[14]

Comme le Dr. Bach l'a parfaitement décrit, une intervention dans le libre arbitre d'une personne est inacceptable. Malheureusement, dans certains ouvrages sur les fleurs de Bach, l'auteur propage justement ce type d'intervention :

« Christina (18 ans) se fait prendre dans le filet d'une secte lors d'un séjour aux Etats-Unis. Quand elle rentre à la maison, elle essaye de missionner sa famille et ses amis. L'entêtement avec lequel elle défend ses nouveaux idéaux est tel, qu'elle devient difficilement supportable pour son entourage. La fille se plaint de plus en plus de mal de dos, de torticolis et de douleurs articulaires. Mais un de ses principes – évidemment dicté par la secte – est de ne prendre aucun médicament. D'après eux, seules les prières peuvent aider.

Son histoire montre un cas qui prouve que la thérapie des fleurs de Bach n'a pas « d'effet placébo » et qu'elle fonctionne vraiment. La mère de Christina a décidé de lui donner des fleurs à son insu, dans ses céréales, dans la soupe, le thé etc. ... Elle n'a jamais su, qu'elle avait suivi une thérapie des fleurs de Bach. »[i]

Cet exemple négatif montre clairement une intervention dans le libre arbitre. Par l'administration secrète des fleurs, Christina a été privée d'une « opportunité d'apprendre ». Elle ne pouvait pas faire l'expérience que ses douleurs, provoquées par son attitude d'entêtement, s'améliorent en changeant sa vision de la vie. L'hypothèse que son état s'aggrave est même envisageable, si l'effet de rail et l'effet de niveau thérapeutique se font sentir. De surcroit, Christina a du se demander pourquoi son mal de dos a disparu si simplement. Si sa mère ne l'a jamais informée de l'administration secrète des fleurs de Bach, elle sera certainement convaincue que c'est sa foi qui l'a

---

i Ferry Hirschmann, Heilende Blüten – Neue Erkenntnisse über die Bach-Blütentherapie, ECON, p. 72.

libérée des douleurs. Ce qui n'est pas vrai dans ce cas. Mais Christina ne pourra pas l'expliquer autrement.

Les valeurs religieuses de la fille étaient en plus totalement méprisées par sa mère et par le « thérapeute ». Ils agissaient même de façon contraire aux convictions religieuses de Christina (ne pas prendre de médicaments), ce qui ajoute encore une autre problématique à cet exemple négatif. Une telle attitude ne peut pas être approuvée, ni tolérée.

Une thérapie avec les fleurs de Bach, **sans** entretien préalable[i], constitue déjà une intervention dans le libre arbitre. Quand un thérapeute veut prescrire des fleurs de Bach à un patient, il doit expliquer que celles-ci agissent sur son état émotionnel. Il ne peut les prescrire qu'avec l'accord du patient.

A ce sujet, un exemple de mon cabinet :
Un patient, suivant depuis un certain temps un traitement aux fleurs de Bach chez moi, a du passer un examen, qu'il a réussi avec succès. Deux semaines après, il est venu à un rendez-vous de suivi et m'a dit, mot pour mot :
« *L'examen oral s'est bien passé, j'étais étonné d'être aussi détendu. Je commençais à m'angoisser, en pensant que quelque chose n'allait pas. Puis, je me suis souvenu que je prenais des fleurs de Bach, ensuite, je me suis calmé.* »

Je me demande, ce qui serait arrivé, si sa femme lui avait donné les fleurs « en douce » ? Peut-être serait-il sorti de ses gonds ?

---

i   En outre, une prescription de fleurs de Bach sans diagnostic par un entretien est impensable. Il n'existe pas d'autre moyen de diagnostic pour saisir tous les états émotionnels négatifs du patient.

CHAPITRE 6

Une nouvelle vision

1. Les relais

Au sein des nouvelles thérapies, les relais[i] sont des structures subtiles qui servent d'interconnexion entre un niveau thérapeutique et le suivant. Le relais le plus connu est certainement le système des points d'acupuncture se trouvant sur les méridiens d'acupuncture dans le corps éthérique. Ces points représentent une connexion entre le niveau énergétique et le niveau corporel.

Les lignes lunaires, découvertes par Dietmar Krämer, sont l'équivalent des méridiens d'acupuncture à un niveau encore plus subtil.

---

i Dispositif de commutation.

a) Le système des méridiens

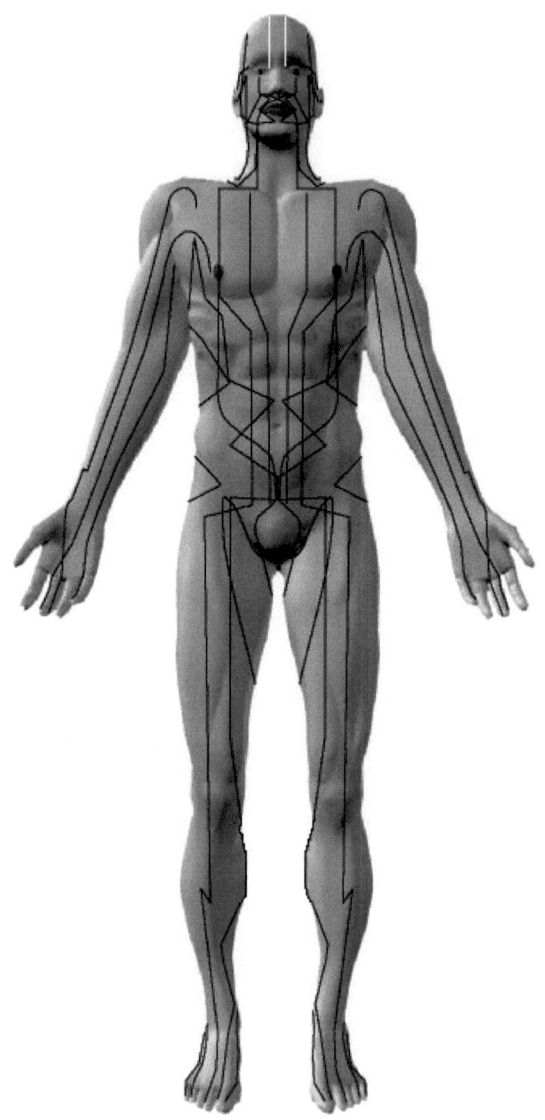

Le système des méridiens vu de face

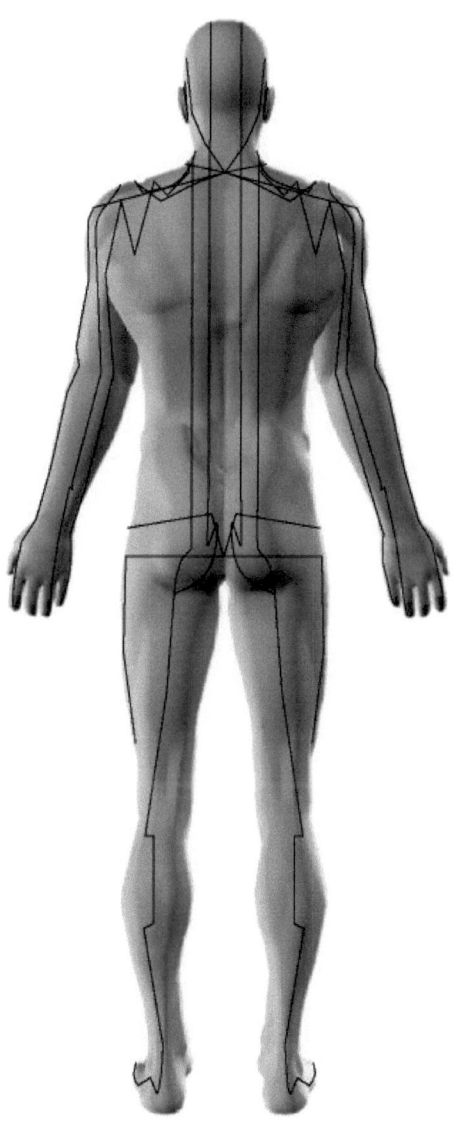

Le système des méridiens vu de dos

La médecine traditionnelle chinoise a connaissance d'un système de canaux, appelés méridiens, qui traversent le corps physique. Selon leur compréhension, l'énergie vitale, appelée Chi, qui régule toutes les fonctions vitales, coule dans ces canaux. Les méridiens d'acupuncture ont aussi bien des « tracés extérieures » à la surface du corps, que des « tracés internes » vers les organes correspondants à l'intérieur du corps. Sur les douze canaux énergétiques, positionnés en « miroir » des deux côtés du corps, se trouvent les points d'acupuncture à travers lesquels le Chi peut être influencé pour la thérapie. En manipulant ces points, les troubles physiques dus à un déséquilibre du Yin et du Yang, peuvent être traités.

Signification du système des méridiens au sein des nouvelles thérapies
Au sein des nouvelles thérapies, le système des méridiens joue un rôle dans le diagnostic[i], de par son lien avec les rails des fleurs de Bach. Les méridiens eux-mêmes n'ont une signification que dans le cas où le patient se plaint de douleurs dans le tracé d'un méridien. Le méridien en entier sera alors traité[ii], – il n'y a pas de stimulation des points d'acupuncture individuels.

Les couleurs- et sons de résonnance des méridiens :
Rouge profond – do   Méridien Vessie
Rose foncé – ré   Méridien Rate/Pancréas
Rose clair – sol   Méridien Triple Réchauffeur
Rouge orangé – fa   Méridien Cœur
Orange – si   Méridien Rein

---

i   Voir Chapitre 2, Diagnostic – Méthodes de diagnostic concernant les rails, p. 87 et suiv.
ii Voir Chapitre 3, Le passage sur les méridiens, p. 122.

Jaune foncé – fa#   Méridien Poumon
Jaune vert – do central   Méridien Maitre du Cœur
Vert – la#   Méridien Vésicule Biliaire
Turquoise – do# central   Méridien Estomac
Turquoise clair – sol#   Méridien Grand Intestin
Bleu profond – ré#   Méridien Foie
Violet profond – la   Méridien Intestin Grêle

Les méridiens ne sont visibles que par des personnes clairvoyantes, comme des lignes incolores dans le corps éthérique. Par contre, si le point de début ou de fin du méridien est éclairé avec sa couleur de résonnance[i] à l'aide d'une lampe de couleur, le méridien entier s'illumine dans l'aura avec cette couleur. Ainsi, le tracé extérieur du méridien devient immédiatement « visible »[ii] ainsi que, simultanément, le tracé interne. Avec cette technique, un guérisseur clairvoyant peut contrôler le tracé du méridien afin de traiter des méridiens « manquants » ou « détruits ».

Le développement embryonnaire des méridiens

Le développement embryonnaire des méridiens commence au moment de la fécondation, quand spermatozoïde et ovule fusionnent. A ce moment déjà, l'âme s'incarne et le système des méridiens tout entier « s'installe » telle une matrice, dans le corps éthérique encore tout petit. Les méridiens d'acupuncture grandissent ensuite de façon uniforme avec le corps physique, il n'y a donc que leur taille qui évolue. Ceci signifie que du point de vue énergétique, l'homme est déjà entièrement développé au moment de la fusion du spermatozoïde

---

i   Il s'agit des couleurs associées aux méridiens par Dietmar Krämer
ii Ceci est uniquement valable pour les personnes clairvoyantes

avec l'ovule. Le corps physique par contre, doit d'abord se former à partir des trois feuillets embryonnaires.[i]

Le modèle du corps physique est formé par le génotype des parents. Ce génotype définit entre autres la couleur de la peau, des cheveux, des yeux, ainsi que la taille et la forme du corps que cette personne aura plus tard. Le modèle du système des méridiens se forme uniquement par les états d'esprit de l'âme qui s'est incarnée.

Troubles embryonnaires ou traumatiques des méridiens
Dans des cas très rares, il arrive qu'un état d'esprit négatif d'une âme qui s'incarne soit si fort, qu'une partie, ou un méridien tout entier, ne s'installe pas dans le modèle. La conséquence étant que ce méridien ne se développera que partiellement.

S'il s'agit par exemple de l'état émotionnel négatif de Chicory, le méridien poumon ne peut pas se développer entièrement. Dans le cas où il s'agit d'un tracé interne du méridien, l'organe appartenant à ce méridien (dans cet exemple les poumons), ne peut pas être totalement approvisionné de Chi. Par contre, s'il s'agit du tracé externe, la régulation énergétique[ii] ne sera que partiellement perturbée. Les troubles physiques qui résultent d'une telle « perturbation du méridien » sont avérés, pour la plupart des cas résistants aux méthodes des thérapies énergétiques. Même si la personne concernée transforme, au cours de sa vie, l'état d'esprit négatif qui est à

---

i Endoderme, mésoderme et ectoderme
ii Le système des méridiens est un système interconnecté qui est inondé d'une vague de Chi une fois tous les 24 heures (voir l'horloge circadienne). Si un méridien est interrompu, la circulation énergétique n'est plus garantie sur ce côté du corps.

l'origine de l'interruption du méridien, la partie manquante ne peut pas se reconstruire.

Il est extrêmement rare que, suite à une perturbation embryonnaire du méridien, un méridien entier manque d'un côté du corps. Il peut arriver plus souvent que des parties du méridien ne soient pas présents. Il peut aussi arriver qu'un méridien soit «déchiré». Cela survient généralement suite à un accident avec un traumatisme important à cet endroit du corps. Dans ce cas, le Chi s'enfonce dans les tissus à l'endroit concerné et poursuit son chemin «d'une façon ou d'une autre». De ce fait, il est également possible que des troubles physiques, impossibles à guérir par des méthodes énergétiques, se manifestent.

Thérapie des Troubles embryonnaires ou traumatiques des méridiens

Seul un guérisseur capable de voir les méridiens «illuminés» par la couleur de résonance et qui peut ainsi détecter les interruptions, est capable de traiter les perturbations des méridiens décrits ci-dessus. De surcroit, le guérisseur doit être capable de reconstruire la partie manquante. Pour ce faire, il doit connaitre les tracés externes et internes du méridien d'acupuncture à traiter en détail, afin de pouvoir les reconnecter correctement.

b) Le système des lignes lunaires

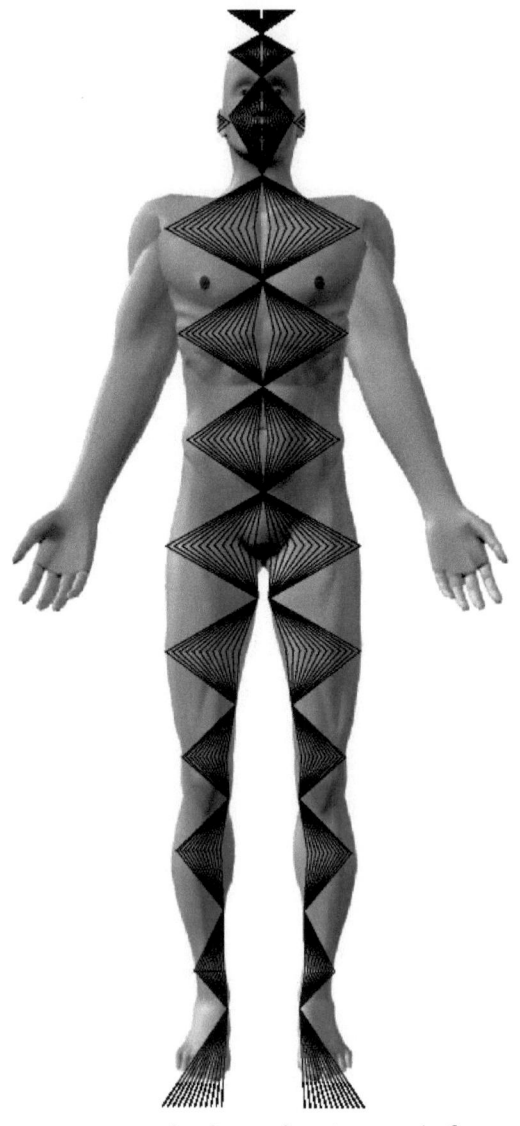

Le système des lignes lunaires vu de face

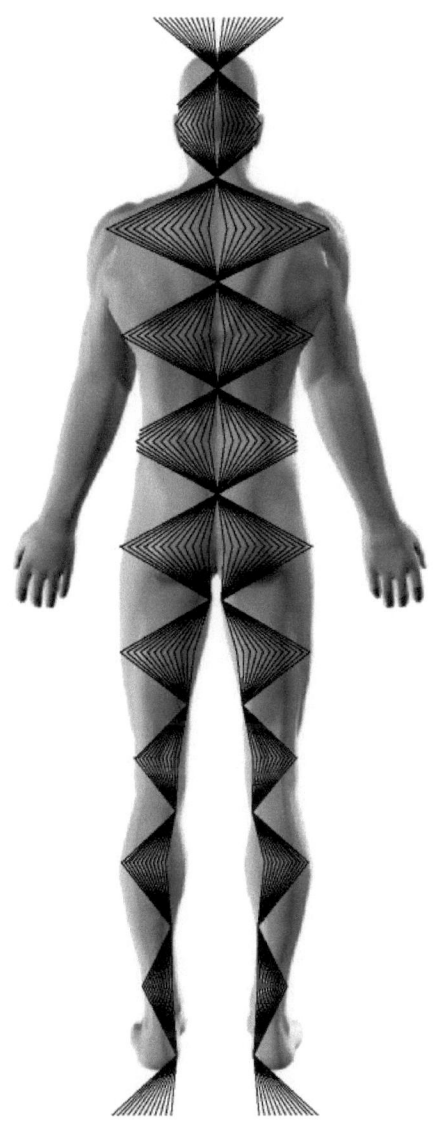

Le système des lignes lunaires vu de dos

Le système des lignes lunaires est une découverte de Dietmar Krämer.[i] Il se compose de 12 paires de lignes concentriques qui se rejoignent en un point central : le point des lignes lunaires, d'où elles repartent de façon périphérique. Après une certaine distance, elles se plient à nouveau pour se centrer à nouveau sur le point de lignes lunaires suivant.

Les lignes lunaires parcourent aussi bien le côté face du corps que le dos et s'étalent sur le corps tout entier.[ii] Au-dessus de la tête et en dessous des pieds, ces lignes se déplient librement en éventail.

Le centre des lignes lunaires, qui se situe au-dessus du sacrum, est le centre principal car c'est le plus important pour le diagnostic et la thérapie. Il se construit en partant de trois « points fixes » particuliers.[iii] Dans ce centre, toutes les lignes se reflètent quatre fois vers le haut et cinq fois vers le bas. La longueur de chaque ligne lunaire qui dépend des points fixes osseux au niveau du bassin, reste quasi inchangée en parcourant le corps, tout comme leur figure géométrique, qui s'adapte aux formes du corps.

Les lignes du côté face du corps sont presque identiques à celles du côté dos. Au niveau de la tête par contre, il faut faire attention à quelques exceptions. L'ordre des couleurs de résonnance des deux derniers centres de lignes lunaires, au-dessus de la gorge, est exactement à l'inverse du reste du corps. Ainsi l'orange réagit à l'intérieur et le violet-profond à l'extérieur. La longueur de chaque ligne lunaire est aussi clairement moindre. Du coup, on trouve ici deux centres plus petits au lieu d'un grand tel que c'est le cas côté dos.

---

i Dietmar Krämer, Neue Therapien mit Bach-Blüten 3, Etition Ansata, Munich.
ii Sauf au niveau des bras où il n'y a pas de lignes lunaires.
iii Ces points fixes sont : coccyx, pointe du grand trochanter et un point anatomiquement bien défini sur le sacrum.

Dans le visage, des prolongations du centre arrière arrivent en dépassant la médiane du côté[i] avec les lignes extérieures, jusqu'à hauteur des pommettes.

Les points centraux des lignes lunaires sur le tronc et la tête se trouvent toujours précisément sur la ligne médiane du corps. Au niveau des jambes par contre, ils se trouvent à l'intérieur. Les lignes extérieures se rejoignent à l'extérieur des jambes.

Ordre des couleurs de résonnance des lignes lunaires sur le corps, de l'intérieur vers l'extérieur :

1. Orange
2. Jaune-vert
3. Rose-clair
4. Rouge-profond
5. Turquoise-clair
6. Jaune-foncé
7. Vert
8. Rouge-orangé
9. Turquoise
10. Bleu-profond
11. Rose-foncé
12. Violet-profond

L'importance du système des lignes lunaires au sein des nouvelles thérapies

Les lignes lunaires sont utiles aussi bien pour le diagnostic en lien avec les rails que pour la thérapie, car à chaque ligne correspond un rail de fleurs de Bach. En se servant des points de

---

i Normalement la ligne extérieure côté face rejoint la ligne extérieure côté dos sur la médiane du côté du tronc.

test des lignes lunaires au niveau du bassin, il est possible de vérifier, en testant la sensibilité d'appui, quel rail de fleurs de Bach est le plus fortement perturbé. Le diagnostic des lignes lunaires livre par cette voie, un indice sur les états émotionnels négatifs appartenant aux fleurs de Bach de ce rail. En raison de la relation entre les rails de fleurs de Bach et les méridiens, il est aussi possible de rechercher quel méridien est le plus perturbé.[i]

Néanmoins, le diagnostic des lignes lunaires demande beaucoup de temps. Les points de test doivent être trouvés au millimètre près à la surface du corps. Le point le plus sensible sert de point de départ pour la thérapie des lignes lunaires qui suit. La thérapie des lignes lunaires consiste à traiter le centre de lignes lunaires au niveau du sacrum et du front avec une combinaison d'accu-pression et d'application de couleur de résonnance.[ii]

Par le traitement des lignes lunaires, les causes émotionnelles responsables des perturbations énergétiques du méridien en question sont éliminées. Utilisée pour le traitement de douleurs dans le tracé d'un méridien, ce traitement s'avère plus durable que l'application de la couleur ou du son de résonnance sur les méridiens.

---

[i] Ce constat peut être confirmé par un diagnostic du pouls en acupuncture.
[ii] Une description détaillée se trouve dans le livre : Dietmar Krämer, Neue Therapien mit Farben, Klängen und Metallen, édition Ansata, Munich.

2. L'histoire de la découverte des R-Relais

Un soir de septembre 1999, Dietmar Krämer et moi avons relu les notes du Séminaire I. A la fin de l'introduction, se trouvait un transparent qui devait montrer une vue d'ensemble de toute la thérapie. Parmi d'autres, ce transparent montrait la chose suivante :

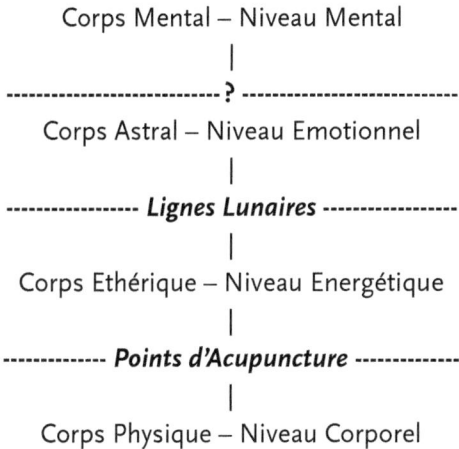

«Ces deux systèmes sont des stations de relais entre les niveaux respectifs», disait Dietmar Krämer en montrant les termes des lignes lunaires et des points d'acupuncture. Intéressé je regardais un peu plus haut : « et que signifie le point d'interrogation ? » – « oui, en principe il doit aussi y avoir des points, mais je n'en sais pas plus » disait-il.

Six mois plus tard, j'ai moi-même trouvé la réponse en découvrant le « Relais-R3 »[i], par hasard au cours d'une thérapie.

---

i L'appellation est de Dietmar Krämer, puisqu'il s'agit du troisième relais découvert.

C'était le 4 mars 2000, une amie est venue au cabinet pour une thérapie avec son compagnon. L'anamnèse dura plus longtemps que prévu. Quand elle s'en est rendue compte, afin de ne pas faire attendre son compagnon, elle m'a poussé à terminer plus vite ou à ne pas lui prescrire de fleurs de Bach pour cette fois.

Quelques minutes après, son compagnon sonne à la porte du cabinet. Je vais lui ouvrir et comme je n'avais pas fini, je lui ai demandé de revenir une heure plus tard. Il a seulement dit « d'accord », apparemment il n'avait aucun problème avec le fait d'attendre son amie pendant ce temps. Celle-ci était très remontée, mais incapable de me dire pourquoi ça lui causait un problème. Elle m'a seulement dit « Pour moi ce n'est pas possible, qu'il m'attende », et elle n'avait aucune autre raison ou même de début d'explication. Il n'y avait rien qui indiquait un traumatisme vécu ou quelque chose de semblable qui pouvait expliquer pourquoi c'était si grave pour elle, quand quelqu'un devait l'attendre.

Je lui proposais alors de traiter le problème. A ce moment, je ne savais pas encore moi-même comment. J'étais juste conscient qu'il fallait traiter ce sujet: « Pour moi ce n'est pas possible quand quelqu'un m'attend ». Au cours de l'entretien, j'étais de plus en plus dans un état de « transe éveillée ». A l'instant où mon amie s'est allongée sur la table de traitement, j'ai tout de suite su ce qu'il fallait faire. Pendant le traitement j'ai stimulé, très rapidement, des points grands comme des têtes d'épingles dans l'aura, qui m'étaient jusque-là inconnus. En même temps, je voyais des « traits » qui s'illuminaient dans l'aura. C'était comme si, avec mes mains, j'entrais des combinaisons de verrous à code et que quand la combinaison était bonne, une ligne diagonale, unicolore, s'illuminait en dehors du corps. Ces «verrous» se trouvaient à différents endroits du corps et devaient être stimulés en même temps.

La thérapie n'a duré que quelques minutes, et une fois terminée, mon état très particulier de «transe éveillée» s'est brusquement arrêté. Doucement, j'ai quitté la salle de traitement afin d'accorder un moment de calme à mon amie et m'autoriser un petit temps de récupération. Quelques minutes plus tard je suis retourné dans la salle et lui ai demandé comment elle allait et si elle avait ressenti quelque chose pendant la séance. D'un ton franc, elle dit: «J'ai rien senti!» J'ai répondu: «C'est compréhensible, est-ce que tu sens ton genou gauche à cet instant précis?» Elle m'a regardé étonné, j'ai ensuite appuyé mon index sur son genou gauche. «Et maintenant tu le sens?» – «Oui!» – «Tu sens ton genou maintenant parce que je te suis étranger, sinon tu ne l'aurais pas remarqué. C'est pareil pour la thérapie. Elle a permis de te mettre en accord avec ton Soi-supérieur. Et lui, il ne t'est pas étranger.» On pouvait voir dans son regard que cette explication ne la satisfaisait pas du tout et qu'elle pensait que la thérapie avait échoué.

Une heure et demie seulement après, alors que nous arrivions à sa voiture accompagnés de son compagnon, elle dit rayonnante: «Hagen, maintenant, je ressens quelque chose.» C'était à mon tour d'être étonné. «Ah bon, quoi?» – «Quand j'ai retrouvé mon ami dans l'escalier, je n'avais plus aucun problème avec le fait qu'il m'ait attendue.»

Depuis le traitement par le relais-R3, elle n'a plus jamais rencontré ce problème.

Il s'est passé quelque temps avant que je raconte ce succès thérapeutique à Dietmar Krämer, parce que je ne savais toujours pas exactement ce que j'avais traité dans l'aura. Quand je lui en ai enfin fait le récit après plusieurs semaines, il m'a seulement dit: « Félicitations, tu as trouvé le relais-R3. » A cet instant, nous n'avions pas la moindre idée de ce que cela signifiait vraiment, ni aucune idée des répercussions de cette découverte.

Quelques années plus tard, on ajoutait la découverte des relais R1 et R2, et toutes les interactions et fonctions de ces dispositifs de commutation devenaient claires pour moi. Une « Nouvelle Vision » venait de voir le jour.

a) Différences entre le système des méridiens et le système des relais-R

Avant de décrire chaque relais-R, j'aimerais d'abord insister sur les différences décisives entre qui existent entre le système des méridiens et celui des relais-R.

Les méridiens se représentent comme un système fermé de tuyaux, reliés par des points transversaux.[i] Puisque les méridiens sont raccordés l'un après l'autre (techniquement parlant: « en série »), la circulation du Chi est assurée. Les points d'acupuncture fonctionnent comme des écluses dans lesquelles le flux du Chi peut être régulé.

A l'inverse, les relais-R ne sont pas raccordés entre eux et ils ne forment donc pas de circuit fermé comme les méridiens.[ii] Les descriptions des relais-R se font par rapport aux conditions topographiques du corps et elles ne doivent pas être comprises en tant que direction de flux énergétique. Les tra-

---

i   Aussi appelés points-Lo.
ii Même concernant les relais-R2 et R3, les bandes-linéaires-R qui contournent le corps un par un, ne forment pas de système circulaire. Elles sont simplement connectées de façon « parallèle » par les stations de relais.

jectoires-R se représentent plutôt comme des colonnes lumineuses verticales dans lesquelles chaque ligne au sein des différents sections peut être connectée/déconnectée par le relais-R correspondant. C'est la différence la plus significative avec le système des méridiens. Dans les méridiens se trouve un flux constant de l'énergie Chi. Ce qui n'est pas le cas pour les bandes-R. Ici une ligne-R ou toute une section peut être «éteinte» et donc inactive, sans pour autant affecter la partie restante de la ligne-R ou de la bande-R.

Dans ces trajectoires-R se trouve quelque chose qui ressemble à une forme d'énergie. Puisqu'il ne s'agit ni d'une énergie ni d'une vibration, il a fallu trouver un nouveau terme. En raison des contextes expliqués dans le chapitre suivant, j'ai choisi le terme «*Qualität*». Ces «*Qualitäten*» possèdent une dynamique propre avec laquelle elles pénètrent au niveau inférieur suivant. L'interconnexion entre les relais-R modifie uniquement leur «forme», de sorte qu'elles adoptent la forme du niveau atteint. Leur «contenu» ne change pas.

b) Le relais-R1

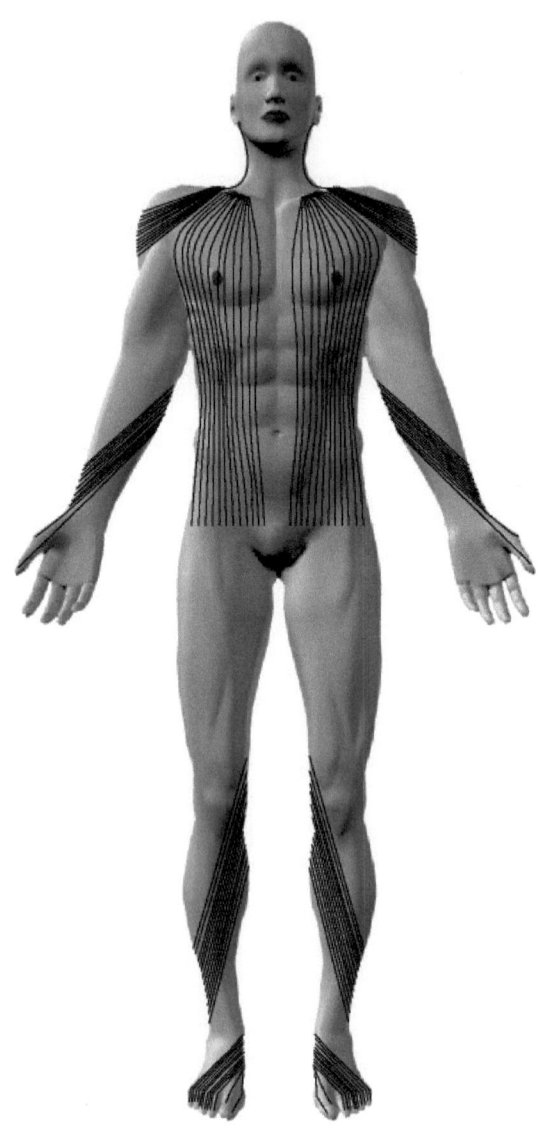

Le relais-R1 vu de face

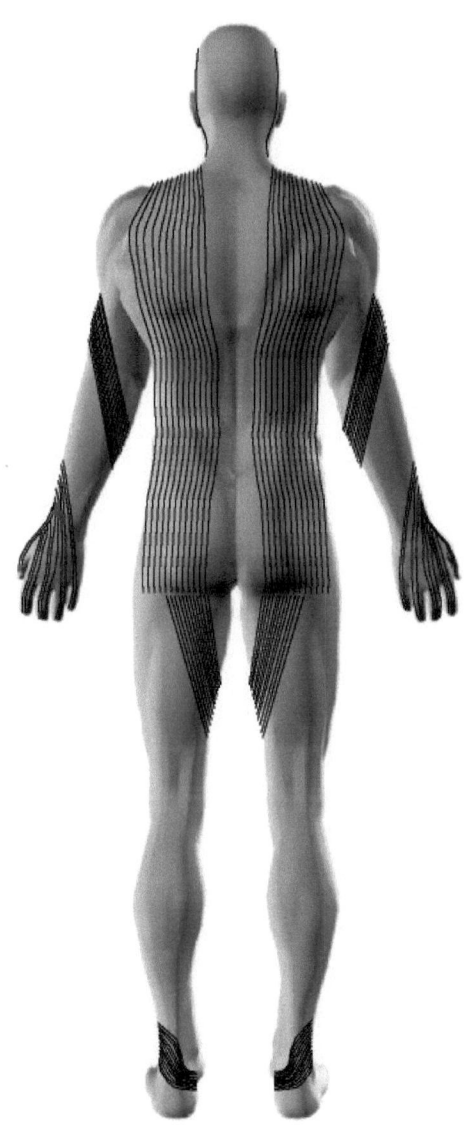

Le relais-R1 vu de dos

Le relais-R1 complet se compose de quatre paires de bandes linéaires symétriques situées dans le corps éthérique, à 3 mm de distance du corps physique. Les bandes-R1 comprennent à leur tour des 12 lignes qui réagissent chacune à une couleur différente.[i]

L'ordre des couleurs de résonnance spécifique du R1, vu de l'intérieur vers l'extérieur, est le suivant:

1. Jaune foncé
2. Jaune vert
3. Turquoise clair
4. Rouge profond
5. Vert
6. Rose foncé
7. Bleu profond
8. Violet profond
9. Rouge orangé
10. Turquoise
11. Orange
12. Rose clair

Mise à part l'ordre des couleurs de résonnance, les faisceaux-R1 possèdent la propriété commune de se rétrécir en fin de trajet. L'épaisseur de chaque ligne-R1 reste inchangée, seule s'amenuise la distance entre les lignes. Les bandes-linéaires-R1 des bras et des jambes, de la face et du dos du tronc affichent une certaine ressemblance dans leurs trajectoires. Contrairement au système des méridiens et aux autres « systèmes d'interconnexions »[ii] subtils, les bandes-R1 ne possèdent au-

---

i Il s'agit des mêmes couleurs que ceux des méridiens et des lignes lunaires.
ii Système des lignes lunaires, relais-R2 et-R3.

cun point d'interconnexion ou d'intersection communs entre chaque ligne-R1.

Côté face du corps, le tracé vertical de la bande-linéaire-R1, large de 8 doigts, commence au bord supérieur de l'os pubien et se termine à hauteur de la clavicule. La distance jusqu'à la médiane du corps est de deux doigts à la base. La bande-R1 du tronc garde les mêmes dimensions jusqu'à l'aisselle. A partir de là, la distance entre les lignes s'amenuise pour atteindre un quart de sa largeur d'origine au niveau du point de terminaison à la clavicule.

Les bandes-linéaires-R1 côté dos commencent à hauteur du pli fessier, nettement plus bas que les mêmes côté face. Ces bandes-R1 du dos vont verticalement jusqu'au bord supérieur du trapèze, où ils se terminent. Ils sont ainsi inégalement plus longs que les bandes-R1 du tronc côté face du corps décrits ci-dessus. Les formes de trajectoire des deux bandes-R1 du tronc sont très semblables. La seule différence étant que l'amenuisement de la bande-linéaire-R1 du dos ne commence qu'à partir du bord supérieur de l'omoplate et qu'il n'est pas aussi prononcé que sur le côté face du corps.

Comme pour les méridiens d'acupuncture, on trouve une terminaison des bandes-linéaires-R1 au niveau des ongles des mains et des pieds. De là, elles vont transversalement de l'extérieur vers l'intérieur et du bas vers le haut.
 Trois lignes-R1 différentes démarrent respectivement de l'index et du majeur, alors que seulement deux lignes démarrent de chaque autre doigt. Elles traversent ensuite le dos de la main en direction de l'os du carpe. Elles ne deviennent une bande-linéaire-R1 typique qu'après leur parcours

à l'intérieur du bras, trois doigts au-dessus de l'os du carpe. Elles s'étendent ensuite jusqu'à l'épaule en tournant une fois autour du bras. Sur le chemin de l'épaule à la clavicule, la bande-RI du bras s'amenuise d'environ un doigt. Elle continue proche de l'extrémité supérieure de la bande-RI du tronc en remontant le cou derrière l'oreille vers le haut. Elle termine à une largeur de main au-dessus.

La trajectoire des lignes-RI du pied est semblable à celle de la main. Les différentes lignes commencent également aux orteils et traversent le dos du pied vers la cheville intérieure pour passer au talon vers la cheville extérieure. Elles tournent ensuite, comme une bande-linéaire-RI type, une fois autour de la jambe, vers le haut et à un angle beaucoup plus aigu qu'au bras. Elles terminent à un doigt en dessous du point de démarrage de la bande-RI du dos, au milieu de la cuisse. Sur tout le trajet, de la cheville extérieure au pont de terminaison, la bande-RI de la jambe s'amenuise peu par rapport à son équivalent du bras.

Rôle et fonction du Relais-R1
Le RI se trouve au passage entre le corps émotionnel et le corps éthérique. Son rôle est de transformer les vibrations (émotions) en un «comportement énergétique». On appelle ce modèle de réaction une «impression». Le Chi qui se trouve dans les méridiens est «imprimé» à travers le RI, avec les «*Qualitäten*» du niveau émotionnel.

Un état émotionnel négatif mène ainsi à une «qualité diminuée» du Chi. Le corps physique n'est, de ce fait, plus suffisamment approvisionné en *Qualitäten* nécessaires et il tombe malade. Ce «manque» se fait par exemple sentir par des douleurs dans le trajet d'un méridien.

CHAPITRE 6 · UNE NOUVELLE VISION

Le fait est que le corps émotionnel possède la capacité d'absorber une vibration à la proportion de 1 pour 1. Ceci n'est pas possible au niveau énergétique, dans le corps éthérique.[i] A ce niveau, coule dans les méridiens d'acupuncture une énergie dirigée : le Chi.

Dans le cadre des nouvelles thérapies, les troubles dans le tracé d'un méridien peuvent néanmoins se traiter efficacement avec la couleur de résonnance correspondante. Il s'agit ici pourtant de vibrations ! En conclusion, il doit exister une structure subtile qui transforme ses vibrations en comportement énergétique. En appliquant de la couleur ou du son sur un méridien[ii], il ne s'agit donc pas d'un ajout du Chi[iii], mais d'une impression de «*Qualitäten*». Cette impression se fait, dans un but thérapeutique, directement par les méridiens. Le traitement ciblé des bandes-linéaires-R1 très fines n'est pas nécessaire.

En réalité, les couleurs et les sons font ainsi effet au «niveau R-1» et non directement sur les méridiens dans le corps éthérique même. Il n'y a que l'effet qui soit ressenti à ce niveau. En principe, le «niveau-R1» réagit de la même manière que le niveau émotionnel[iv] mais, puisque les vibrations sont ici directement transformées, il appartient au corps éthérique.

---

i   Voir chapitre 1, Les niveaux thérapeutiques, p. 61 et suiv.
ii   Voir chapitre 3, Utilisation des couleurs et sons pour les nouvelles thérapies, p. 122.
iii   La création du Chi se fait entre autre par l'absorption de nourriture et d'énergie de respiration ainsi que par quelques processus énergétiques auxquels participent plusieurs méridiens.
iv   A ce niveau la vibration est absorbée en respectant la proportion de 1 pour 1.

c) Le Relais-R2

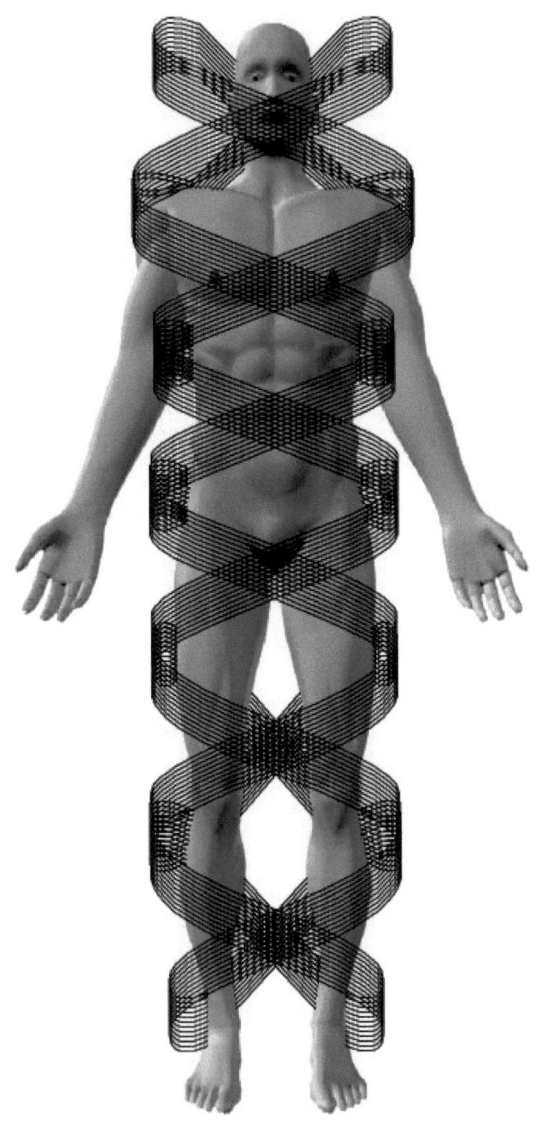

Le relais-R2 vu de face

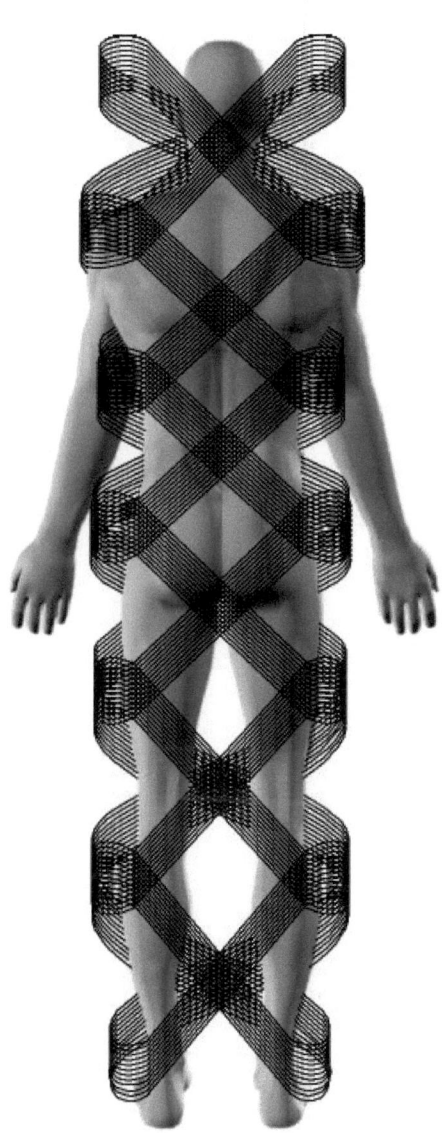

Le relais-R2 vu de dos

Le relais-R2 est constitué d'une bande-linéaire de 12 rayons qui tourne autour du corps et de sept dispositifs de commutation établis en paires : les stations-relais-R2 correspondants. Ces sept dispositifs de commutation, larges de 5 doigts, sont composés de 12 points disposés à la verticale, desquels les lignes-R2 jaillissent comme d'un champ magnétique, sortant du corps ou y entrant. Elles sont disposées à distance quasi régulière, un peu derrière la médiane du corps de laquelle elles s'éloignent un peu plus vers le haut. Du niveau de la station-relais-R2 la plus basse, où la distance est d'un doigt, vers la station la plus haute, où elle atteint deux doigts. A l'exception de la station-R2 la plus haute, elles se trouvent toutes à la surface du corps.

L'ordre spécifique des couleurs de résonnance du R2 est identique au système des lignes lunaires. Du haut vers le bas il se présente comme suit :

1. Orange
2. Jaune-vert
3. Rose-clair
4. Rouge-profond
5. Turquoise-clair
6. Jaune-foncé
7. Vert
8. Rouge-orangé
9. Turquoise
10. Bleu-profond
11. Rose-foncé
12. Violet-profond

La première station de relais commence à deux doigts au-dessus de la plante de pied, la deuxième à environ huit doigts sous le creux du genou. La troisième station relais-R2 se trouve à mi-chemin entre le creux du genou et le pli du fessier, la quatrième du côté supérieur de la crête iliaque. Les distances entre les stations-R2, presque symétriques jusqu'à là, augmentent un peu entre les trois dernières stations-R2. Ainsi la cinquième commence à hauteur de la 11ème côte. La sixième se trouve sur l'omoplate et se termine à hauteur du muscle trapèze. La septième se trouve en dehors du corps, à environ 2 mains et demie au-dessus de la sixième station-relais.

La trajectoire-R2 s'enroule de façon elliptique autour du corps, comme une écharpe. La distance par rapport au corps est d'environ 2/3 du corps émotionnel. Les lignes-R2 émanent des 12 points d'une station-relais-R2 et rayonnent telle une bande-linéaire-R2 type vers la station-relais-R2 suivante, sur et sous *l'autre côté* du corps. Ceci vaut aussi bien pour le côté face que pour le côté dos. Ainsi émanent de chaque station-relais-R2, quatre bandes-linéaires, à l'exception du relais le plus haut et le plus bas. A cause de ce trajet en diagonale, toutes les bandes-R2 se croisent sur la ligne médiane du corps. Celles-ci sont représentées comme des treillis rhombiques dans l'aura.

Des croisements semblables existent aussi à l'extérieur du corps, à l'endroit des stations-relais-R2, puisque quatre lignes-R2 émanent de chaque point. Au niveau du couple-station le plus bas et le plus haut, les lignes sont seulement redirigées et il n'y a pas de croisement.

Rôles du relais-R2

Le R2 se trouve dans le corps émotionnel, au passage entre le système R3 au-dessus et le système des lignes lunaires en dessous. Le rôle de R2 est premièrement d'imprimer les « *Qualitäten* » dans le R1 et deuxièmement d'amener les émotions dans un schéma émotionnel – les lignes lunaires.

d) Le relais-R3

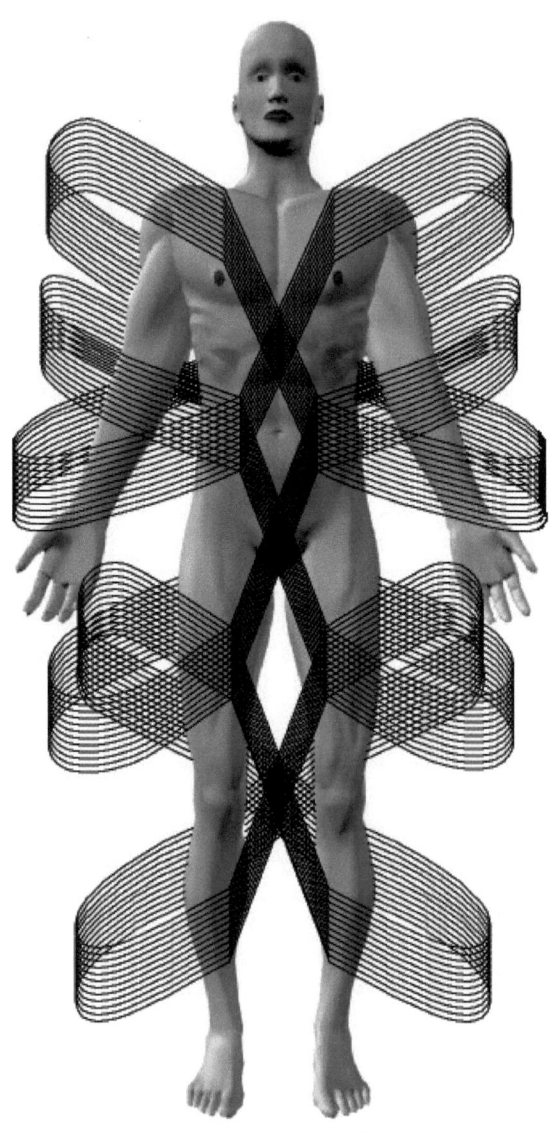

Le relais-R3 vu de face

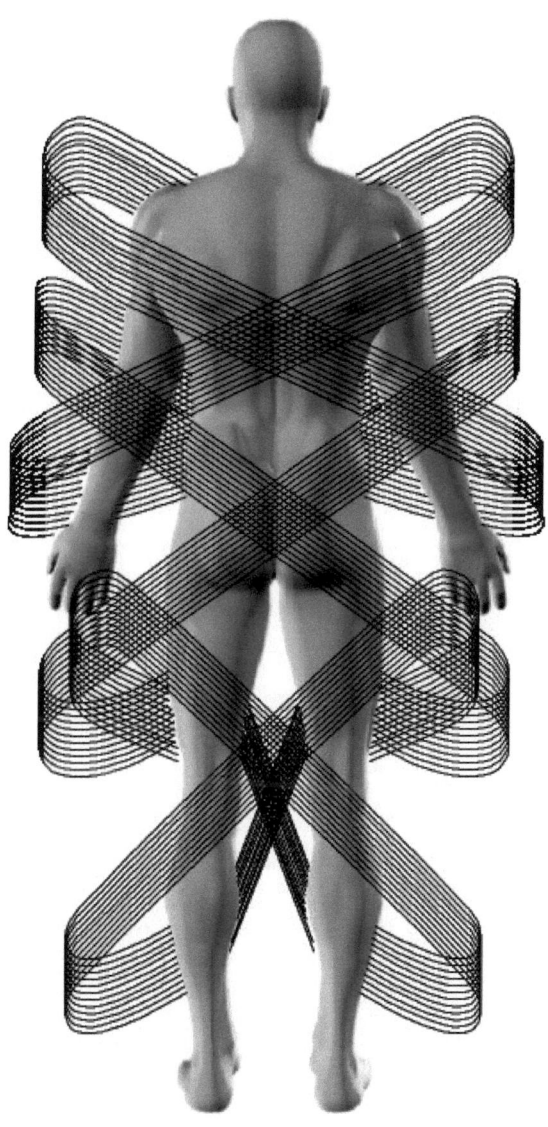

Le relais-R3 vu de dos

A première vue le R3 ressemble beaucoup au R2. Il y a cependant quelques différences significatives. La largeur de 7 doigts des bandes-R3 est nettement plus importante que celle des trajectoires-linéaires-R2. L'ordre des couleurs de résonnance des trajectoires-linéaires-R3 est de surcroît totalement différent.

L'ordre spécifique des couleurs de résonnance du R3, du haut vers le bas, se présente comme suit :

1. Turquoise
2. Orange
3. Rouge orangé
4. Rouge profond
5. Bleu profond
6. Turquoise clair
7. Vert
8. Violet profond
9. Rose foncé
10. Jaune vert
11. Rose clair
12. Jaune foncé

Contrairement aux stations-relais-R2, les quatre paires de stations-relais-R3 se trouvent toutes à la surface du corps et plus précisément sur le côté face du corps. La première station-relais-R3 se trouve au milieu du tibia, décalée d'un doigt vers l'intérieur du corps à partir de la ligne médiane. Si on tire une ligne imaginaire à travers les douze lignes de cette station-relais et qu'on l'étire vers le haut, toutes les autres stations-relais se trouvent exactement sur cette ligne. La deuxième station-relais-R3 se trouve au milieu de la cuisse, la troisième sur l'abdomen supérieur, à côté du nombril. Celle-ci touche les côtes avec son dernier point. La quatrième station se trouve au niveau de la poitrine et commence à environ trois doigts du mamelon. La trajectoire des bandes-R3 en forme d'écharpe est presque identique à celle des R2[i] mais l'étendue des bandes-R3 est nettement plus grande, car elles sont presque aussi grandes que le corps mental lui-même.[ii] Puisque le R3 n'a que quatre stations-relais, il n'existe que trois véritables croisements en treillis du côté face et du coté dos du corps.[iii]

Le rôle du relais-R3
Le R3 se trouve entre le corps mental et le corps émotionnel. Son rôle est de dissoudre les structures mentales en vibrations, car il est sinon impossible de les percevoir au niveau émotionnel. Les modèles mentaux sont des structures rigides qui n'entrent pas dans le champ de perception humain.

Par la thérapie-R3, un schéma mental négatif peut être dissout directement. Il n'y a qu'un guérisseur qui possède la faculté de voir les structures mentales avec une grande précision, qui puisse établir le diagnostic, si un tel schéma est présent. Il n'existe aucune méthode de test, aucun point de correspondance corporel ou indices possibles par la fiche d'évaluation concernant les schémas mentaux négatifs. Sans cette capacité spécifique, un guérisseur n'est pas en mesure d'effectuer une telle thérapie.

---

i   En raison de l'emplacement des stations de commutation, les bandes-R3 du dos sont un peu plus longues que celles de face – contrairement au R2 pour lequel c'est exactement l'inverse.
ii Les bandes-R2 ont une ampleur de seulement 2/3 de l'aura émotionnel, qui ne mesure que la moitié de l'aura mental.
iii Pour le R2 six treillis rhombiques de croisement se trouvent sur le côté face et le coté dos dans l'aura.

Comparaison R2 et R3

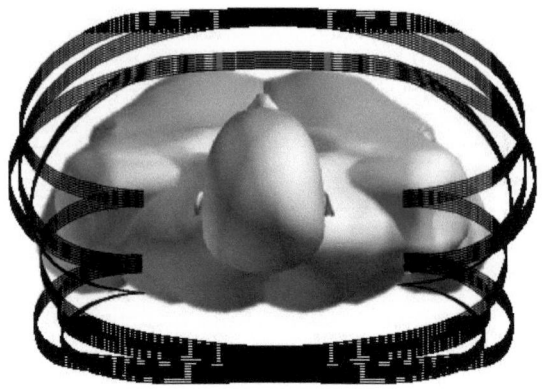

Représentation schématique du relais-R2 vue oblique de haut.

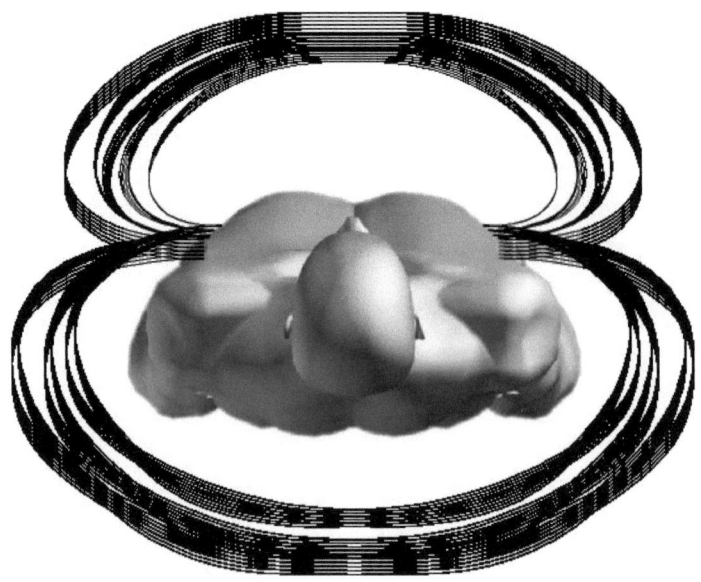

Représentation du relais-R3 vue de haut.

e) L'interaction des systèmes subtiles de commutation

Aperçu des corps subtils et de leurs relais :

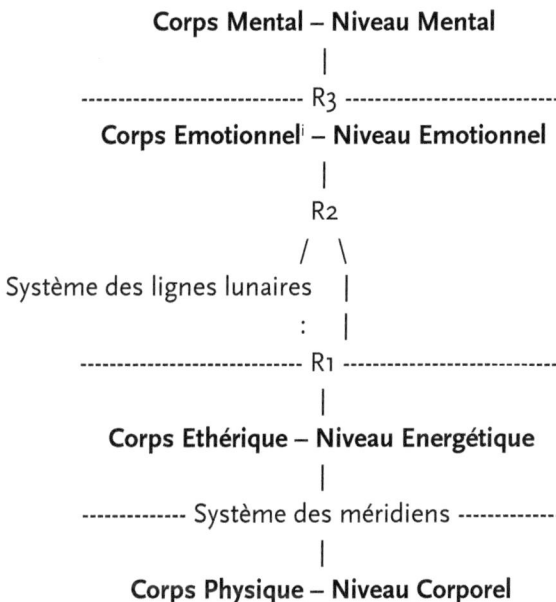

---

i Aussi appelé corps astral

L'interaction « du haut vers le bas »

Les « *Qualitäten* » ont leur origine à un niveau encore plus subtil que le niveau mental. A chaque fois qu'elles sont commutées à un niveau inférieur, elles prennent sa forme – donc la « *Qualität de ce niveau* » et la portent lors de la commutation suivante vers le prochain niveau inférieur. Cela est comparable à un rayon de lumière passant à travers un filtre de couleur et qui change ainsi sa couleur pour la conserver après le filtre. C'est ainsi qu'il faut comprendre le sens du flux des *Qualitäten* et leur commutation – du haut vers le bas.

Le corps mental, porteur de nos pensées, idées et attitudes, est composé de structures très fines qui se comportent comme des « paquets quantiques ». Les formes de ces schémas mentaux sont influencées par le contenu des pensées auxquelles nous sommes constamment confrontés et qui influencent à leur tour nos pensées. Ce faisant, nous formons les structures du corps mental en même temps que nos pensées.

Les schémas mentaux sont par contre des constructions rigides qui n'appartiennent pas au spectre de la capacité de perception humaine, à moins qu'ils ne soient transformés en quelque chose de dynamique. Il n'y a que leur dissolution en vibrations par le R3 et leur commutation simultanée au niveau émotionnel qui les rendent « mobiles » et donc « perceptibles ». Les structures mentales rigides deviennent des émotions dans le corps astral, **sans** que leur « contenu » change. I devient alors possible d'en faire l'expérience. Il est néanmoins quasiment impossible pour qui que ce soit, de savoir quel schéma mental (pensée, idée, opinion) est responsable de quelles émotions, puisque plusieurs schémas mentaux sont transformés en même temps et qu'il se crée une dynamique et diversité de perceptions encore plus importantes.

CHAPITRE 6 · UNE NOUVELLE VISION

Ces vibrations sont commutées en schémas émotionnels par le relais-R2 et sauvegardées dans la structure prédéfinie des lignes lunaires. Puisque le chemin des *Qualitäten* du R2 est assez long à travers les sous-niveaux[i] du corps émotionnel jusqu'au R1, cette «sauvegarde»[ii] sert de mémoire tampon, comme sur un ordinateur. Dans le même temps, le R2 imprime la *Qualität* du R1 qui, à son tour, imprime la *Qualität* du Chi. Ce Chi circule dans les méridiens où il dirige tous les processus physiologiques et fournit également la «*Qualität*» imprimée à tout le corps physique.

Les états émotionnels négatifs provoquent, par le R2, des «*Qualitäten*» déficientes et, en conséquence, un déséquilibre énergétique du Yin et du Yang dans les méridiens. Ce déséquilibre énergétique est la cause de mauvaises régulations et finalement de maladies corporelles.

Du point de vue des relais-R, le théorème de la psychosomatique qui dit que ce que l'esprit ne ressent pas, le corps doit le ressentir, n'est pas tout à fait vrai. La perception n'est consciente qu'au niveau émotionnel. C'est ici qu'existe la plus grande dynamique, celle qui permet au mieux de vivre les expériences, sans être limitée par les «structures rigides»

---

[i] Les *Qualitäten*, sauvegardés dans le système des lignes lunaires, peuvent être «rappelés» à l'aide de la thérapie des lignes lunaires, développée par Dietmar Krämer, afin de pouvoir corriger la *Qualität* en question en cas d' «erreur de transmission» entre R2 et R1. La forme spécifique d'acupressure agit directement sur la structure du système des lignes lunaires. Avec la chromothérapie spécifique par les «points méditatifs» des lignes lunaires (voir Dietmar Krämer, Neue Therapien mit Farben, Klängen und Metallen, Edition Ansata, Munich) les *Qualitäten* peuvent être «injectées» directement dans le R1, donc dans le système des méridiens.

[ii] Niveau des fleurs ou niveau des huiles. Puisqu'une prise prolongée de fleurs de Bach peut déclencher l'effet de niveau thérapeutique et donc nécessiter l'huile, on peut différencier deux sous-niveaux du corps émotionnel. Voir chapitre 1, les conséquences thérapeutiques, p. 69.

comme c'est le cas dans le corps mental (schéma mental) ou dans le corps éthérique (méridiens d'acupuncture). Par contre, si, pour quelque raison[i] que ce soit, il arrive que certaines choses ne sont pas vécues consciemment, survient alors une «rigidité émotionnelle», les émotions se figent et empêchent la dynamique du corps émotionnel. De ce fait, tout le système se rigidifie et le corps physique en fait inévitablement de même.

Du point de vue des relais-R, il s'agit donc d'une question mécanique. Percevoir n'est possible que là où existe une dynamique, là où il y a du mouvement et où des changements peuvent avoir lieu. Cette dynamique a besoin de stabilité. Le corps physique comprend des os (stabilité) et des muscles (dynamique), dont seule la coopération rend le mouvement possible. La coopération de tous les systèmes subtils fonctionne de façon identique. Les «schémas rigides»[ii] (stabilité) et les *Qualitäten*, qui sont elles dynamiques, assurent le jeu de la dynamique et de la stabilité et ce, grâce à leur commutation par les relais-R aux différents niveaux thérapeutiques.

3. Les Qualitäten

En raison du fait que dans chaque système subtil (relais-R, lignes lunaires, méridiens) se trouvent douze trajets définis qui réagissent aux mêmes couleurs de résonnance (même si l'ordre varie), il doit également y avoir douze *Qualitäten*.

Par le terme «*Qualitäten*» il faut d'abord comprendre une «force motrice» qui pénètre par le relais-R d'un niveau

---

i Donc tous les états émotionnels négatifs.
ii Les schémas mentaux et méridiens.

thérapeutique dans le niveau inférieur suivant. On peut aussi imaginer une *Qualität* comme une sorte de «bande passante», possiblement perceptible à un certain niveau thérapeutique, sous forme de la couleur «rouge» par exemple. Mais ce «rouge» ne représente pas la *Qualität* elle-même mais uniquement sa partie visible.

Puisqu'une «Qualität» absorbe la qualité du niveau qu'elle traverse, les concepts archétypaux négatifs mènent à une fluctuation stagnante. La «Qualität» ne correspond alors plus à sa «qualité d'origine». Cette diminution de la fluctuation se reproduit dans chaque niveau inférieur.

En d'autres termes, chaque archétype de Bach est une partie de segment d'une des douze *Qualitäten*. En conséquence il ne peut jamais y avoir des «concepts émotionnels positifs», puisqu'un état émotionnel négatif ne peut que figer la fluctuation d'une *Qualität*. Le dessin suivant clarifie ce fait, chacune des trois ondes correspondant à l'archétype d'un rail:

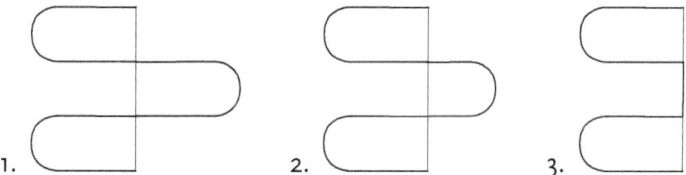

1.   2.   3.

Si aucun archétype de rail n'est perturbé, la fluctuation de la *Qualität* est complète (fig. 1). Plus un état émotionnel négatif est fort, moins la fluctuation existe (fig. 2). Si un état émotionnel négatif est très fortement prononcé, l'arrêt complet de la fluctuation s'en suit (fig. 3).

4. Les fondements spirituels des fleurs de Bach

Des propriétés positives sont souvent attribuées aux fleurs de Bach. Elles sont censées favoriser ou même créer ses propriétés positives. Bien que l'on retrouve ces « concepts d'âme positives des fleurs de Bach » dans de nombreux ouvrages, les élixirs floraux ne peuvent pas le produire. Le malentendu sur cette capacité qu'elles auraient est probablement fondé sur le terme « vertus » utilisé par le Dr. Bach en relation avec les remèdes floraux qu'il a découverts. Avec ce terme il a simplement tenté d'expliquer la différence entre le fonctionnement des essences florales (ajouter la « vertu » manquante) et celui de l'homéopathie (« le semblable guérit le semblable »).

Le naturopathe (Heilpraktiker diplômé) Dietmar Krämer a toujours pensé que les fleurs de Bach n'avaient pas de « concept d'âme positive » et surtout que les fleurs ne pouvaient pas être prescrites en fonction de tels.[i] Néanmoins, en raison de ses travaux de recherche, il partait du principe que derrière chaque archétype il devait y avoir une expérience spirituelle, selon la loi hermétique qui dit que ce qui est en bas équivaut à ce qui est en haut. Il avait même trouvé quelques points de départ concernant la signification concrète de certaines fleurs et prévoyait d'écrire un dernier livre sur ce thème dont le titre aurait été : « Les fondements spirituels des fleurs de Bach ». Cela m'avait d'autant plus étonné qu'en août 2002, à la fin des corrections de notre dernier livre commun il di-

---

i Lors de ses formations il donnait toujours l'exemple d'une patiente qui était venue dans son cabinet avec le souhait qu'il lui prescrive « Holly » car elle voulait développer plus d'amour chrétien. Il lui avait alors posé la question : « Êtes-vous jalouse ou envieuse ? Vous énervez-vous facilement ? » La patiente avait répondu par la négative. « Alors la prescription de cette fleur ne vous aidera pas. Aucune fleur ne peut vous donner quelque chose que vous ne possédez pas déjà. »

sait : « C'est mon dernier livre. Je n'en écrirai pas d'autre, mon œuvre se termine avec celui-ci ».

D'un point de vue actuel, ceci est totalement compréhensible, puisque les archétypes de Bach ne représentent que la fluctuation des douze *Qualitäten*. De surcroit, tous les résultats des tests concernant les soi-disant fondements spirituels des fleurs de Bach, avaient plutôt le caractère d'expériences personnelles et non d'archétypes. L'exigence scientifique de reproductibilité n'était donc pas remplie.[i]

5. Quintessence

La question la plus importante qui se pose maintenant est celle-ci : « Est-ce que quelque chose change dans les nouvelles thérapies du fait de cette Nouvelle Vision ? » La réponse est : « Non, elles sont le moyen parfait pour rétablir la fluctuation des *Qualitäten* En traitant les états négatifs archétypales dans le sens inverse de leur apparition. » En même temps, une chose essentielle se produit : le patient retrouve sa capacité à percevoir. Ceci n'a aucun rapport avec un processus d'apprentissage. Il n'est pas possible d'apprendre à rétablir la fluctuation d'une *Qualität* à un niveau dont nous ne sommes pas conscients et aucune « leçon de vie » ne le peut. On fait malheureusement souvent référence à l' « école de la vie » mais on ne vit pas pour apprendre comme on peut comprendre avec ce qui est dit plus haut. Vivre c'est faire des expériences. Si nous ne sommes pas en accord avec notre Soi-supérieur, notre capacité à faire des expériences de vie est limitée, et nous ne vivons que partiellement. Et ceci est la véritable maladie à traiter.

---

[i] Dietmar Krämer souhaitait écrire ceci afin de clarifier la réalité des choses.

En développant un état émotionnel négatif, la fluctuation et, en même temps, la capacité à faire des expériences seront limitées. La conséquence est l'amoindrissement de l'essence de cette *Qualität* qui se poursuit lors de la commutation par les relais-R à chaque niveau thérapeutique inférieur et qui finalement peut mener à des troubles corporels. Le traitement de l'état émotionnel négatif, par les archétypes de Bach correspondants, apporte au patient la vibration qui lui manque. La fleur de Bach prescrite (ainsi que l'huile essentielle ou la pierre précieuse correspondante) représente elle-même une fluctuation qui est capable de rétablir l'essence de la *Qualität* et donc la capacité à faire des expériences.

Une personne qui préserve sa capacité à faire des expériences ne peut pas tomber malade, puisqu'aucun état émotionnel négatif ne limite chez lui la fluctuation des « *Qualitäten* » *et que leur essence* est préservée jusqu'au niveau corporel.

ANNEXE

Remerciement

J'aimerais ici remercier tous ceux qui m'ont soutenu de façon désintéressée dans l'écriture de ce livre, en particulier ceux qui ne souhaitent pas être nommés personnellement.

J'aimerais tout particulièrement remercier Dietmar Krämer, aussi bien pour son soutien pour ce livre que pour son œuvre « Nouvelles Thérapies » que j'ai eu le privilège de pouvoir achever avec ce livre.

Remarques

1. Dr. Edward Bach, Gesammelte Werke, Grafing 1989, Aquamarin-Verlag, p. 152
2. Ibid p. 138
3. Nora Weeks, Edward Bach, München 1988, Heinrich Hugendubel Verlag, p. 129
4. Dr. Edward Bach, Gesammelte Werke, ibid p. 152
5. Nora Weeks, Edward Bach, ibid p. 80
6. Ibid p. 86
7. Ibid p. 129
8. Dietmar Krämer, « Neue Therapien mit ätherischen Ölen und Edelsteinen », Ansata Verlag, München, p. 209
9. Les chakras sont des centres énergétiques subtils, visibles uniquement par les personnes capables de voir l'aura. Vu du haut, ils ressemblent à des roues lumineuses tournantes d'un diamètre de 12 à 20 cm. Ils sont posés à la surface du corps éthérique dans l'axe médian vertical du corps. En tournant autour de leur propre axe, appelé tige de chakra, ils aspirent, dans l'environnement, les matériaux de construction pour les différents corps subtils. Les tiges de chakra créent une connexion entre le chakra et le corps physique. Par cette voie, les matériaux de construction pénètrent à l'intérieur du corps. Au dos se trouvent ce qu'on appelle les points de sortie des chakras, également posés à la surface du corps éthérique. Ils servent à éliminer les matériaux de constructions subtils inutiles.
10. Edward Bach, Die nachgelassenen Originalschriften, München 1991, Hugendhubel Verlag p. 69
11. Suzanne Fische-Rizzi, Himmlische Düfte, München 1989, Hugendhubel Verlag p. 69
12. Edward Bach, Blumen die durch die Seele heilen, München, 1988, Hugendhubel Verlag, p. 36

13 Ibid, p. 37
14 Dr. Edward Bach, Gesammelte Werke, ibid, p. 180 et suiv.

Index alphabétique des fleurs de Bach

Agrimony 21, 34, 44
Aspen 21, 31, 154
Beech 22, 49
Centaury 22, 35
Cerato 22, 36
Cherry Plum 22, 45
Chestnut Bud 22, 49
Chicory 22, 37
Clematis 23, 39
Crab Apple 23, 46
Elm 23, 31, 154
Gentian 23, 40
Gorse 23, 31, 154
Heather 23, 43
Holly 24, 35
Honeysuckle 24, 38
Hornbeam 24, 47
Impatiens 24, 39, 41
Larch 24, 50

Mimulus 24, 43
Mustard 24, 39, 43
Oak 25, 42
Olive 25, 42
Pine 25, 36
Red Chestnut 25, 37
Rock Rose 25, 44
Rock Water 25, 46
Scleranthus 25, 45
Star of Bethlehem 26, 30, 154
Sweet Chestnut 26, 35
Vervain 26, 34, 47
Vine 26, 37
Walnut 26, 31, 154
Water Violet 26, 48
White Chestnut 26, 48
Wild Oat 27, 37
Wild Rose 27, 41
Willow 27, 40

Classification des fleurs selon Dr. Bach

Pour ceux qui ont peur
Aspen, Cherry Plum, Mimulus, Red Chestnut, Rock Rose

Pour ceux qui souffrent d'incertitude
Cerato, Gentian, Gorse, Hornbeam, Scleranthus, Wild Oat

Pour ceux qui manquent d'intérêt pour la situation présente
Chestnut Bud, Clematis, Honeysuckle, Mustard, Olive, White Chestnut, Wild Rose

Pour ceux qui souffrent de solitude
Heather, Impatiens, Water Violet

Pour ceux qui sont découragés et désespérés
Crab Apple, Elm, Larch, Oak, Pine, Star of Bethlehem, Sweet Chestnut, Willow

Pour ceux qui se font du souci excessif pour le bien être d'autrui
Beech, Chicory, Rock Water, Vervain, Vine

Tableau chronologique des fleurs de Bach

09/1928	Impatiens	
	Mimulus	
	Clematis	
08/1930	Agrimony	
	Chicory	
	Vervain	
	Centaury	
	Cerato	
09/1930	Scleranthus	
06/1931	Water Violet	
09/1931	Gentian	
1932	Rock Rose	**12 Healers**
04/1933	Gorse	
05/1933	Oak	
09/1933	Heather	
1934	Rock Water	
	Wild Oat	
	Olive	
	Vine	**7 Helpers**
01/1935 – 08/1935	Cherry Plum	
	Elm	
	Aspen	
	Beech	
	Chestnut Bud	
	Hornbeam	
	Larch	
	Walnut	
	Star of Bethlehem	
	Holly	
	Crab Apple	
	Willow	
	Red Chestnut	
	White Chestnut	
	Pine	
	Mustard	
	Honeysuckle	
	Sweet Chestnut	
	Wild Rose	

Fabrication des essences florales

Pour la fabrication des essences florales, le Dr. Bach utilisait des fleurs de plantes, buissons et arbres sauvages.

La méthode solaire

Pour la méthode solaire, les fleurs sont cueillies au milieu d'une journée ensoleillée et immédiatement déposées dans un bol d'eau de source fraîche, de façon à couvrir toute la surface de l'eau. Ensuite le bol est exposé au soleil pendant trois à quatre heures (moins longtemps si les fleurs commencent à faner). Pendant ce temps, sous l'influence des rayons du soleil, la vibration des fleurs est transposée dans l'eau. Pour la conservation, l'eau est diluée avec du cognac à la proportion de 1:1, après avoir enlevé les fleurs. La solution obtenue représente la teinture mère. A la prochaine étape celle-ci est à nouveau diluée avec du cognac et mise en bouteille. Avec ces bouteilles, appelées « stockbottle », on prépare les mélanges pour les patients.

Les remèdes suivants sont préparés selon la méthode solaire:
Agrimony, Centaury, Cerato, Chicory, Clematis, Gentian, Gorse, Heather, Impatiens, Mimulus, Oak, Olive, rock Rose, Rock Water, Scleranthus, Vervain, Vine, Water Violet, White Chestnut, Wild Oat.

Pour la préparation de l'essence Rock Water, il faut, selon les instructions du Dr. Bach, utiliser une source d'eau ayant gardé son état naturel et avec des qualités guérisseuses.

La méthode de cuisson

Les plantes qui ne fleurissent pas en saison ensoleillée sont préparées par la méthode de cuisson. Les fleurs sont cueillies le matin, si possible par une journée ensoleillée, et posées dans un pot avec de l'eau de source fraîche. Elles sont bouillies pendant environ une demi-heure. L'extrait ainsi obtenu est filtré à plusieurs reprises et dilué, après refroidissement, à proportion égale dans du cognac pour la conservation. Cette teinture mère est ensuite traitée de la même manière que celle obtenue grâce à la méthode solaire.

Les remèdes suivants sont préparés selon la méthode de cuisson:
Aspen, Beech, Cherry Plum, Chestnut Bud, Crab Apple, Elm, Holly, Honeysuckle, Hornbeam, Larch, Mustard, Pine, Red Chestnut, Star of Bethlehem, Sweet Chestnut, Walnut, Wild Rose, Willow

ANNEXE

Tampon de prescription pour la pharmacie

Ce texte sert de modèle pour la fabrication d'un tampon pour la prescription d'un mélange de fleurs de Bach.

Prescription Healing-Herbsi:
Par fleur 1 gt. de la stockbottle par 10 ml
Dilution: ¼ alcool 45 % et ¾ d'eau minérale faiblement minéralisée (par ex. Volvic)
Dosage: 4 x jour 2 gt.
Composition:

Il manque seulement la quantité (30ml ou 50ml) ainsi que la composition des fleurs de Bach prescrites.

---

i Vous pouvez aussi marquer « Ainsworth Bach Flower Remedies » ou « Fleurs de Bach Originales » selon les fleurs que vous souhaitez prescrire.

Fiche d'évaluation selon Dietmar Krämer

Nom: _____ Mélange N°: _____ Date: _____

Star of Bethlehem	Gorse	Sweet Chestnut	Walnut	Elm	Aspen
Pine	Crab Apple		Beech	Wild Rose	Mustard
Holly	Rock Water	Vervain	Chestnut Bud	Willow	Impatiens
Centaury	Scleranthus	Agrimony	Water Violet	Gentian	Clematis
V	VB	IG	MC	E	GI
White Chestnut	Wild Oat		Honeysuckle	Mustard	Oak
Hornbeam	Vine	Agrimony	Red Chestnut	Heather	Olive
Vervain	Cerato		Chicory	Mimulus	Impatiens
C	RP		P	R	F

Larch

Auto-indication: Test de couleurs: +
                                                                −

Utilisations externes:

Bibliographie

Edward Bach, Collected Writings of Edward Bach, Ashgrove Press, Bath, England

Edward Bach, Heal Thyself, The C.W. Daniel Company Limited, Stafford Walden, Essex England

Edward Bach, The Twelve Healers, The C.W. Daniel Company Limited, Stafford Walden, Essex England

Dr. Edward Bach, Gesammelte Werke, Aquamarin-Verlag, Grafing

Dietmar Krämer, Neue Therapien mit Bach-Blüten 1–3, Ansata Verlag, München

Dietmar Krämer, Neue Therapien mit ätherischen Ölen und Edelsteinen, Ansata Verlag, München

Dietmar Krämer, Neue Therapien mit Farben, Klängen und Metallen, Ansata Verlag, München

Dietmar Krämer / Anne Simons, Neue Therapien mit Bach-Blüten – Das Praxisbuch, Ansata Verlag, München

Dietmar Krämer & Hagen Heimann, Bach-Blütentypen, Books on Demand GmbH, Norderstedt

Dietmar Krämer & Hagen Heimann, Neue Therapien mit Bachblüten, ätherischen Ölen, Edelsteinen, Farben, Klängen, Metallen, G. Reichel Verlag, Reifenberg

Judy Howard, The Story of Mount Vernon, Home of Bach Flower Remedies, Albry Printing Co.Ltd., Wallingford-on-Thames, Oxfordshire, U.K.

Judy Howard & John Ramsell, Die Bach-Blüten, Verlag Heinrich Hugendubel, München

Nora Weeks, Edward Bach, Verlag Heinrich Hugendubel, München

Software

Dietmar Krämer, Neue Therapien mit Bach-Blüten, ätherischen Ölen und Edelsteinen, CR-Rom pour Mac et PC, Media Connect, Augsburg

Dietmar Krämer, Bach-Blütentherapie, Freeware pour Mac et PC, Isotrop-Versand, Bad Camberg

Dietmar Krämer, Aromatherapie, Freeware pour Mac et PC, Isotrop-Versand, Bad Camberg

Internet

Dietmar Krämer, Neue Therapien mit Bach-Blüten, ätherischen Ölen und Edelsteinen
www.sanfte-therapien.de

Dietmar Krämer & Hagen Heimann, Bach-Blütentypen:
www.bach-bluetentypen.de

Internationales Zentrum für Neue Therapien:
www.bach-blueten-ausbildung.de
www.dietmar-kraemer.de

Isotrop-Versand für Alternative Medizin :
www.isotrop.de

Isotrop Bücher & Software service :
www.bach-blueten-buecher.de
www.bach-blueten-software.de

Approvisionnement

Pour les fournitures concernant les nouvelles thérapies avec les fleurs de Bach, huiles essentielles et pierres précieuses

Isotrop®-Versand
Peter Latsch
Frankfurter Str. 155
D-65520 Bad Camberg
eMail: info@isotrop.de
Internet: www.isotrop.de

Séminaires

Centre International des Nouvelles Thérapies avec les fleurs de Bach, huiles essentielles et pierres précieuses
Directeur : Dietmar Krämer
Vice-directeur : Hagen Heimann
E-Mail : info@bach-blueten-ausbildung.de
Internet : www.bach-blueten-ausbildung.de
BRD : Postfach 1712, D-63407 Hanau, Fax : 06181-24640

Le Centre International des Nouvelles Thérapies avec les fleurs de Bach, huiles essentielles et pierres précieuses a été fondé pour
- Présenter les Nouvelles Thérapies publiquement
- Proposer des conférences et des ateliers à tout public intéressé
- Proposer aux thérapeutes une formation approfondie et,
- Servir à l'échange d'expériences entre pratiquants

Actuellement, le Centre International des Nouvelles Thérapies travaille dans six pays et dans trois langues. Les séminaires sur le thème des « Nouvelles Thérapies aves les fleurs de Bach, huiles essentielles et pierres précieuses » sont actuellement dispensés de façon régulière par Dietmar Krämer et Hagen Heimann, ainsi que par d'autres collaborateurs spécialement mandatés et formés pour le faire.

Le programme de formation complet en « Nouvelles Thérapies selon Dietmar Krämer » comprend 8 modules, composés de 4 séminaires et 4 ateliers. Notre programme de formation comprend :
- Les caractéristiques de chaque fleur et les liens entre les fleurs
- Evaluation et hiérarchisation à l'aide des rails de fleurs de Bach

- Diagnostic sensitif de l'aura pour trouver les zones cutanées perturbées
- Utilisation des huiles essentielles et des pierres précieuses sur les zones cutanées des fleurs de Bach
- Bases de l'acupuncture chinoise pour une compréhension approfondie des rails des fleurs de Bach
- Diagnose des chakras et thérapie des chakras avec exercices pratiques
- Méthodes de traitement avec les couleurs, sons et métaux
- Diagnostic et thérapie des lignes lunaires
- Travail en commun sur le déroulement thérapeutique grâce à des études de cas toujours renouvelés

Contact :
Internationales Zentrum für Neue Therapien
Postfach 1712
D-63407 Hanau
Fax : 06181-24640
E-Mail : info@dietmar-kraemer.de
Internet : **www.dietmar-kraemer.de**

Contact France :
Centre International des Nouvelles Thérapies
Silke Patel
9 rue Dautancourt
75017 Paris
Tel. : 09 52 17 57 44
Email : fleurs.bach@free.fr
Internet : **www.fleurs-bach.com**

Important:

J'aimerais ici attirer votre attention sur le fait que sous le titre « Neue Therapien mit Bachblüten ... » sont proposés des formations délivrées par des personnes non autorisées et qui ne sont pas formées pour le faire.

Les personnes suivantes ne sont définitivement pas autorisées par Dietmar Krämer à enseigner les Nouvelles Thérapies avec les fleurs de Bach :

Dr.med. Sonja Ungvari, Graz, Österreich
Franz Seidel, Saal a.d. Donau, Deutschland
Heike Zimmermann, Hamburg, Deutschland
Wilhelm Pfeiffer, Wien, Österreich

Les informations concernant les séminaires réellement basés sur le travail de Dietmar Krämer et Hagen Heimann sont, pour cette raison, uniquement disponibles à l'adresse ci-dessus.